Dʳ J. POTARCA

(DE BUCHAREST)

LA CHIRURGIE

INTRAMÉDIASTINALE

POSTÉRIEURE

AVEC FIGURES DANS LE TEXTE

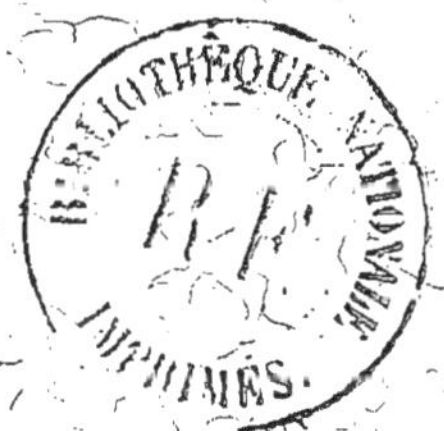

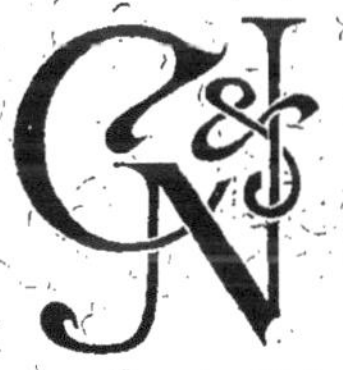

PARIS

GEORGES CARRÉ ET C. NAUD, EDITEURS

3, RUE RACINE, 3

1898

LA CHIRURGIE

INTRAMÉDIASTINALE POSTÉRIEURE

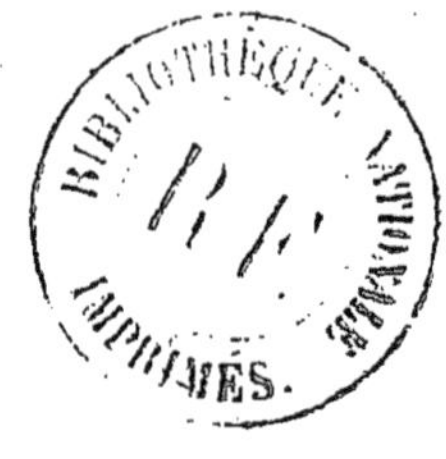

LA CHIRURGIE

INTRAMÉDIASTINALE POSTÉRIEURE

DU MÊME AUTEUR

L'œsophagotomie intrathoracique par le médiastin postérieur. Thèse pour le doctorat en médecine et chirurgie, n° 317, 1893, Bucharest, avec figures (en roumain).

Sur l'œsophagotomie intrathoracique par le médiastin postérieur. Roumanie médicale, n° 4 et 5, 1894, Bucharest, avec figures.

Recherches expérimentales sur la consolidation des fractures de la clavicule. La presse médicale roumaine, n° 5, 1894, Bucharest.

Étude expérimentale sur l'entéro-anastomoses par le bouton de Murphy. Spitalul, n° 1, 1895, Bucharest, avec figures (en roumain).

Perforation du rectum avec déchirure de la plie péritonéale recto-vésicale et de la vessie urinaire occasionnée par la chute du malade d'un arbre sur l'un des montants d'une chaise. Spitalul, n° 10, 1895, Bucharest (en roumain).

Recherches expérimentales sur la prothèse métallique sous-périostique dans le traitement immédiat de quelques fractures osseuses. Spitalul, n° 20 et 21, 1895. Bucharest (en roumain).

Énorme phlegmon hypogastrique de nature traumatique suppurée et opérée avec succès (Potarca et Caragiani). Spitalul, n° 6, 1896, Bucharest (en roumain).

Castration unilatérale pour orchite tuberculeuse (Potarca et Motaş). Spitalul, n° 9, 1896, Bucharest (en roumain).

Extirpation totale du péroné tuberculeux, guérison (Potarca et Roşculetz). Spitalul, n° 10, 1896, Bucharest (en roumain).

Cure radicale d'une hernie inguinale épiploïque de nature tuberculeuse, guérison. Spitalul, n° 13, 1896, Bucharest (en roumain).

Dilatation congétinale de l'urètre péniene avec hypospadias, extirpation de la poche, guérison. Spitalul, n° 16, 1896, Bucharest (en roumain).

Compte rendu sur le mouvement des malades dans le service chirurgical central de l'armée roumaine du 1er oct. 1895-1er oct. 1896. Spitalul, n° 23, 1896, Bucharest (en roumain).

Trépanation crânienne temporo-pariétale gauche pour fracture traumatique cominutive avec enfoncement, guérison (Potarca et Pavelesco). Spitalul, n° 7, 1897, Bucharest (en roumain).

Un cas de tuberculose du pénis opéré avec succès. Archives des sciences médicales, n° 1, 1897, Paris, avec figures.

Corps étranger introduit par imprudence dans la vessie urinaire et extrait par la taille sus-pubienne, guérison. Spitalul, n° 16, 1897, Bucharest, avec figure (en roumain).

Dᴿ J. POTARCA

(DE BUCHAREST)

LA CHIRURGIE

INTRAMÉDIASTINALE

POSTÉRIEURE

AVEC FIGURES DANS LE TEXTE

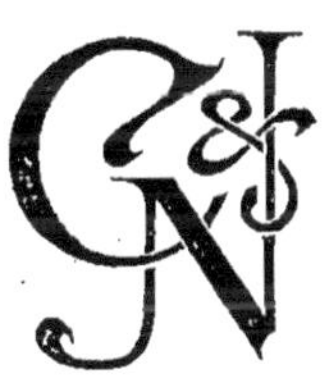

PARIS

GEORGES CARRÉ ET C. NAUD, EDITEURS

3, RUE RACINE, 3

1898

AVANT-PROPOS

I

La chirurgie intrathoracique, restée en arrière en comparaison des nombreuses conquêtes, réalisées par la chirurgie sur les autres régions du corps, a progressé depuis quelque temps grâce aux bienfaits de l'*asepsie* et de l'*antisepsie*.

Véritablement, nous assistons aujourd'hui à la pénétration de la thérapeutique chirurgicale dans les coins les plus reculés de la cavité thoracique, où le scalpel du chirurgien habile et téméraire pénètre de plus en plus profondément et atteint des affections dont le pronostic était considéré hier encore comme toujours fatal.

Ces heureuses tentatives se réalisent d'ailleurs, d'une manière systématique et progressive, de la superficie vers la profondeur du thorax.

Quoique la chirurgie intrathoracique ait commencé dans l'antiquité par les *térébrations costales* d'Hippocrate et les *ponctions aspiratrices de* Gallien, ses vraies et grandes victoires ne se sont réalisées qu'à partir de *l'ère antiseptique,* en raison de l'obscurité et de la confusion qui régnaient dans l'esprit des auteurs pendant tout le moyen âge et même pendant la période préantiseptique des temps modernes.

Depuis que la *thoracentèse* fut mise en honneur dans le xviie siècle par Dnouin qui la pratiqua le premier avec le *trocart,* on imagina beaucoup d'appareils, destinés à aspirer et évacuer les différentes collections intrapleurales séreuses, hémorragiques ou purulentes.

Ce fut à peine vers 1841 que Sédillot (1) s'efforça de remettre en honneur la *pleurotomie* qui donnait des résultats détestables entre les mains des chirurgiens du commencement de notre siècle, et, vers 1844, Trousseau lisait, devant l'Académie de médecine, son intéressant mémoire sur l'opportunité des empyèmes pleuraux et les résultats favorables qu'il en a obtenus.

Plus tard, en 1872, Moutard Martin (2) établit le procédé opératoire bien réglé de la pleurotomie et, dès le commencement de l'*époque listérienne*, l'empyème antiseptique, avec ou sans résection costale, fut couramment préconisé en Angleterre et en Allemagne entre 1875 et 1878. En France, il ne fut accepté que plus tard, vers 1882-83.

Mais à la suite de ces interventions, les chirurgiens remarquèrent que, dans beaucoup de cas, après l'évacuation des collections intra-pleurales, les malades ne guérissaient pas toujours, que des fistules persistantes s'établissaient souvent et tendaient, par une suppuration continue, à amoindrir les forces des malades.

Ce fut pour obvier à un tel inconvénient, que la chirurgie intrathoracique dût alors faire un pas de plus, en préconisant, comme traitement *des empyèmes chroniques, les larges thoracotomies* connues sous les noms d'Estlander (3) et Létievant. Mais, pour être juste, il faut aussi citer les noms de Roser, Simon, Gayet, Peytavy (4), Schneider (5), de Cerenville qui, à peu près à la même époque, dans le même but, et ignorants des travaux antérieurs sur la question, pratiquèrent ces larges thoracotomies.

---

(1) Sédillot. *Thèse de concours*. Paris, 1841.
(2) Moutard Martin. *Mémoire sur la pleurotomie*. Paris, 1872.
(3) Estlander (d Elsingfors). Résection des côtes dans l'empyème chronique. *Revue de méd. et de chir.*, p. 156 et 885. Paris, 1879.
(4) Peytavy. *Berlin. klinik. Woch.*, 1876.
(5) Schneider. *Langenbeck Arch. Berlin*, 1878.

Par ces interventions, on se proposait, au moyen d'une résection osseuse, de rendre mobiles les parois thoraciques, normalement rigides, et de pouvoir ainsi les mettre en contact dans la cavité thoracique avec les poumons, rétractés, ratatinés, situés dans les parties postéro-supérieures de la cavité thoracique, bridés et encapsulés dans des coques fibreuses et inextensibles. De cette façon les chirurgiens avaient trouvé le vrai moyen de lutter contre l'infirmité, qui résultait de l'évacuation des collections purulentes intrapleurales, à savoir les abcès consécutifs, dont la suppuration menaçait de s'éterniser.

Plus tard, MAX SCHEDE, BOEKEL, QUÉNU, DELAGENIÈRE, BOIFIN, etc., apportèrent des modifications plus ou moins importantes à l'opération d'ESTLANDER-LÉTIEVANT, soit en réséquant avec les côtes la plèvre pariétale considérablement épaissie, soit en mobilisant de toute autre manière les parois rigides de la cage thoracique.

Encouragés par les succès de ces interventions, assez radicales, qui prouvaient aux chirurgiens que la barrière pleuro-pariétale était franchissable, les chirurgiens payèrent d'audace et s'attaquèrent aux lésions de la plèvre viscérale, c'est-à-dire à la surface des poumons.

Ainsi, en 1892, DELORME (1), le premier, *disséqua et décortiqua* une résistante carapace de néo-formation qui couvrait le poumon d'un malade atteint d'un volumineux abcès pariéto-thoracique et qui était constituée par la plèvre viscérale. Par le même procédé, LARDY (2) et SOREL (3) rendirent aussi l'élasticité et le jeu physiologique à des poumons à peu près atélectasiques.

Presque à la même époque, OMBONI (4) d'abord, DELORME (5), MICHAUX (6) ensuite pratiquèrent avec succès *des sutures immé-*

---

(1) DELORME. *Congrès de chir.* Paris, 1895, p. 99.

(2) LARDY. *Corresp. Blatt. für Scheiw. Ærzte*, 15 mars 1895.

(3) SOREL (Robert). *Normandie médicale.* Rouen, 15 novembre 1895, p. 439.

(4) OMBONI. *Annali universali di medic. et di chir.* Milano, 1885, p. 32.

(5) DELORME. Contribution à la chirurgie de poitrine. *Congrès de chir.* Paris, 1893, p. 422.

(0) MICHAUX. De l'intervention chirurgicale immediate dans les plaies de poitrine par balle de revolver. *Congrès de chir.* Paris, 1895, p. 89.

diates dans les plaies traumatiques des poumons, compliquées ou non de hernie.

En 1897, le Pr TERRIER (1) préconisait dans son traité sur la « *chirurgie de la plèvre et du poumon* » le traitement chirurgical *des pneumothorax traumatiques,* que LEYDEN, GUTMANN, GUERMONPREZ (2), DELORME (3), LARDY (4), DELAGENIÈRE (5), GÉRARD-MARCHANT (6), etc., avaient déjà employé dans *les pneumothorax* ou *pyopneumothorax médicaux.*

Nous rangerons dans la même catégorie d'interventions pleuro-pulmonaires superficielles *les pleurotomies* ou *pleuro-pneumotomies* préconisées contre *les pleurésies interlobaires* et qui ont été bien étudiées par ROCHARD (7).

Enfin, dans une étape plus avancée, nous voyons la chirurgie actuelle obtenir des succès certains *des pneumotomies* et *des pneumectomies* dans des affections intrapulmonaires qui jusqu'à ce jour faisaient partie du seul domaine de la pathologie interne.

D'ailleurs dans cette dernière catégorie d'interventions, comme dans toutes les opérations difficiles, l'expérimentation a précédé la clinique et GLUCK (8), SCHMIDT (9) ont établi, les premiers, sur les animaux *la possibilité de la résection partielle et totale des poumons sains,* que BIONDI (10) réalisa plus tard sur les poumons rendus artificiellement tuberculeux.

L'attention des chirurgiens attirée par ces expériences les porta à s'attaquer non sans d'heureux résultats aux diverses lésions intrapulmonaires.

---

(1) TERRIER. Chirurgie de la plèvre et du poumon. Paris, 1897, p. 48.

(2) GUERMONPREZ. *Société méd. des hôp.,* Paris, 1889.

(3) DELORME. *Congrès de chir.* Paris, 1895, p. 99.

(4) LARDY. *Loc. cit.*

(5) DELAGENIÈRE. *Congrès de chir.* Paris, 1895, p. 110.

(6) GÉRARD MARCHANT. *Congrès de chir.* Paris, 1895, p. 81.

(7) ROCHARD (Eug.). Topogr. des scissures interlobaires du poumon. *Gazette des hôp.* Paris, 1892.

(8) GLUCK. *Berlin. klin. Woch.,* 1881, p. 645.

(9) SCHMIDT. *Berlin. klin. Woch.,* 1881, p. 757.

(10) BIONDI. *Gior. internat. dell. Sc. med.,* p. 759 de 1882 et p. 248, 417 de 1883.

Passant rapidement sur les résections qui ont été faites dans *les hernies pulmonaires traumatiques*, nous nous arrêterons sur *les pneumotomies* et *pneumectomies* qu'on a tentées jusqu'à présent contre *les lésions aseptiques* et *septiques intrapulmonaires* (TUF-FIER) (1).

Dans la première catégorie nous trouvons :

Les pneumectomies préconisées contre *les noyaux néoplasiques secondaires intrapulmonaires* ou *pleuro-pulmonaires*.

Les pneumotomies dans *les kystes hydatiques du poumon*, dont l'indication est très bien justifiée par la statistique de TUFFIER, qui portent sur 51 observations rassemblées par lui et donnent une proportion de 90,1 pour 100 de guérisons.

Les pneumectomies dans *les gommes* et *les cavernes pulmonaires tuberculeuses* qui donnèrent d'abord des insuccès entre les mains de BLOCK (2) et RUGGI (3), mais qui furent suivies de résultats heureux entre les mains de TUFFIER (4), LOWSON (5), DOYEN (6).

Dans la deuxième catégorie nous pouvons signaler aussi :

Les pneumotomies, préconisées dans *les abcès du poumon* consécutifs : à des pneumonies, à des lymphangites pulmonaires, sous-pleurales ou péribronchiques, à des corps étrangers intra-bronchiques ou intrapulmonaires.

Les pneumo-bronchotomies, pratiquées dans *les bronchiectasies* et surtout dans *les bronchiectasies sacciformes*.

Les pneumotomies pour *l'extraction des corps étrangers intra-pulmonaires*, introduits de dehors en dedans à travers les parois thoraciques ou de dedans en dehors à travers les parois bronchiques. Dans ces derniers cas surtout, la *pneumo-bronchotomie* précoce s'impose de bonne heure à cause des différentes com-

---

(1) TUFFIER. Chirurgie du poumon, 1897.
(2) BLOCK in WALTON. *Boston med. and Surg. Journ.*, 1883, p. 261.
(3) RUGGI. La tecnica della pneumectomia. Milano, 1885.
(4) TUFFIER. *Semaine médicale*, 1891, p. 202.
(5) LOWSON. *Brit. med. Journ.*, 1893, p. 1152.
(6) DOYEN. *Congrès français de chir.*, 1895, p. 105.

plications possibles : dilatation bronchique, abcès parenchimateux, gangrène pulmonaire.

Les pneumotomies dans *les gangrènes pulmonaires circoncrites.*

II

Si nous avons quelque peu insisté sur *la chirurgie pleuropulmonaire* ou *intrathoracique périphérique* c'est que nous voulions la mettre en parallèle avec *la chirurgie intramédiastinale* ou *intrathoracique centrale* qui est moins riche en grandes acquisitions chirurgicales.

Quoique les affections qui surviennent dans les régions intramédiastinales soient souvent des plus graves, les chirurgiens de tous les temps n'ont pas eu jusqu'à présent grande envie de pénétrer et d'attaquer dans ces coins les organes les plus délicats et les plus essentiels à la vie.

Cette assertion est surtout vraie pour les affections *du médiastin postérieur,* qui n'ont pas bénéficiés autant que les affections *du médiastin antérieur* de l'attention des expérimentateurs et des cliniciens.

Ainsi, depuis que Gallien pratiqua *la trépanation sternale* pour les abcès du médiastin antérieur, on intervint à différentes époques, soit dans des suppurations, soit dans des plaies perforantes intramédiastinales antérieures compliquées ou non de pneumothorax, hémothorax ou piopneumothorax.

Plus tard, après que la *thoracentèse péricardique* eût réussi à évacuer les différents épanchements intrapéricardiques, les chirurgiens tentèrent avec succès *l'incision, la résection et les sutures des parois du péricarde* (Delorme (1), Durand (2), etc.).

---

(1) Delorme et Mignon. De la ponction et de l'incision du péricarde. *Arch. de méd. et pharm. mil.* Paris, 1896, t. XXVIII, p. 81.

(2) Durand. De la résection préliminaire du cinquième cartilage costal pour aborder

Enfin, après que Bloch (1) en 1882 eût démontré expérimentalement sur les animaux la possibilité de suturer les plaies du cœur, tout récemment Rehn, Parrozani et Cappelen (2) réalisèrent sur l'homme vivant *la suture des plaies perforantes du cœur*.

Pour les affections du médiastin postérieur les essais des expérimentateurs et des chirurgiens pour se frayer un passage parmi les nombreux organes délicats de cette région. sont plus récents et moins concluants.

C'est Nasiloff (3) de Saint-Pétersbourg qui affirma le premier après des recherches expérimentales faites sur le cadavre, dans un travail paru en 1888, *la possibilité d'atteindre les cancers de l'œsophage intrathoracique par les voies intramédiastinales*.

Plus tard, en 1891, Quénu et Hartmann (4), revenant sur le travail presque inconnu de l'auteur russe, firent de nouvelles recherches sur le cadavre et arrivèrent aux mêmes conclusions.

Ils recommandaient de pénétrer dans le médiastin postérieur par le côté latéro-vertébral gauche, *voie qu'ils considéraient comme seule possible*.

A la même époque, en Amérique, de Forest Willards (5) pratiqua, sur des chiens et par le même procédé, *des bronchotomies intramédiastinales*, que Rushmore avait déjà faites sur le cadavre.

---

le péricarde dans les interventions à pratiquer sur cet organe. *Revue de chir*. Paris, 1896, t. XVI, p. 485.

(1) Bloch cité par Souligoux dans le Traité de chirurgie clinique et opératoire de Le Dentu et Delbet, 1898, t. VI, p. 869.

(2) Cappelen (A.). Vulnus cordis ; sutur af Hjertet (... suture of heart). *Norsk Mag. f. Laegevidensk*. Kristiania, 1896, t. XI, p. 285.

(3) Nasiloff (Ivan). OEsophagotomia et resectio œsophagi endothoracica. *Vratch*, n° 25. Saint-Pétersbourg, 1888.

(4) Quénu et Hartmann. Des voies de pénétration chirurgicale dans le médiastin postérieur. *Bull. et mém. de la Soc. de chir*. Paris, 1891, t. XVII et *Revue de chir*., n° 3, 10 mars 1891 (Quénu).

(5) De Forest Willards. Intra-thoracic surgery ; bronchotomy trough tho ohost wall for foreign bodies impacted in the bronchi. *Americ. Journ. of the med. Sciences*, 1891, p. 565.

En 1893, l'intérêt du sujet nous conduisit à entreprendre aussi de nouvelles recherches expérimentales sur le cadavre et les animaux vivants (chiens) *pour trouver les plus praticables et les moins périlleuses des voies de pénétration dans le médiastin posté-rieur* (1). — Nous avons alors pu prouver *que la vraie voie pour atteindre ces organes profonds était le côté latéro-vertébral droit et non pas le côté gauche comme l'affirmaient* NASILOFF, QUÉNU *et* HARTMANN.

Deux ans plus tard (1895), ZIEMBIKI (2), de Lemberg, à la suite d'un cas loctal produit par *une médiastinite postérieure suppurée,* insistaient de nouveau devant la Société de chirurgie de Paris sur l'opportunité *du drainage trans-médiastinal postérieur* par le procédé de NASILOFF dans de pareils cas.

La même année BRYANT (3) en Amérique insistait aussi sur la nécessité de semblables interventions, et, en 1896, OBALINSKI (4) de Kracau publiait un intéressant travail sur 5 cas de médiasti-nites postérieures suppurées, traitées avec succès par la thoraco-tomie postérieure (procédé de NASILOFF) suivie de drainage du médiastin (4 cas personnels et 1 cas de RYDIGIER).

Enfin, c'est REHN (5) de Frankfort qui le premier, tout récem-ment, eut l'audace *de pratiquer des œsophagotomies intrathora-ciques à travers le médiastin postérieur pour des rétrécissements cancéreux et cicatriciels de la portion intrathoracique de l'œsophage.*

Grâce à ces travaux et aidée par le perfectionnement de *la technique opératoire et par les précieuses investigations radiogra-*

---

(1) POTARCA (Jacob). Esofagotomia intratoracica prin mediastinul posterior. *Thèse,* Bucarest, 1893, n° 317.

(2) ZIEMBICKI (G.). Du phlegmon du médiastin postérieur et de son traitement. *Bull. et mém. de la Soc. de chir.*, 1895, p. 190.

(3) BRYANT (J.-D.). The surgical technique of entry to the posterior mediastinum. *The of Amer. Surg. Assoc.* Philad., 1895, p. 477, ou *Dennis's Syst. of Surg.* Philad., 1896, p. 225.

(4) OBALINSKI (A.). Beitrag zur operativen Behandlung der Phlegmonen des hin-teren Brustfellraumes. *Wien. klin. Woch.*, 1896.

(5) REHN. Operationen an dem Brust-abschnit des Speislröhre. *Centralblatt f. chi-rurg.*, 1898, p. 90.

phiques et *radioscopiques,* la thérapeutique chirurgicale pourra, croyons-nous, étendre son domaine de plus en plus sur *la pathologie intramédiastinale* et surtout sur celle *du médiastin postérieur que la médecine interne en est réduite à abandonner.*

Ceci dit, notre étude sera divisée en deux parties :

Dans la première, nous étudierons au point de vue chirurgical l'anatomie topographique du médiastin postérieur et des organes qu'il renferme.

Dans la deuxième nous examinerons les affections du médiastin postérieur et leurs indications opératoires.

Dr POTARCA.

Paris, 15 Août 1898.

I

RECHERCHES ANATOMO-TOPOGRAPHIQUES SUR LES RAPPORTS RÉCIPROQUES DES ORGANES CONTENUS DANS LE MÉDIASTIN POSTÉRIEUR

La division de l'espace interpulmonaire en *médiastin antérieur* et *médiastin postérieur*, admise par la majorité des auteurs, nous semble beaucoup plus logique, au point de vue anatomique et surtout pathologique, que celle de quelques auteurs qui tendent à admettre un seul médiastin ou un médiastin supérieur et un médiastin inférieur.

Partisan de la première division, nous étudierons dans ce chapitre le médiastin postérieur avec *ses limites* et *son contenu*.

Limites.

Anatomo-topographiquement, on entend par *médiastin postérieur* l'espace plus ou moins irrégulier, compris *horizontalement* entre la trachée, les bronches et le péricarde en avant et la portion dorsale de la colonne vertébrale en arrière et *verticalement* entre la 1re et la 12e vert. dorsale (1).

---

(1) Dans toutes nos estimations nous prendrons la moyenne, faite par la mensuration sur plusieurs cadavres, à cause des variations individuelles qu'on rencontre d'un sujet à l'autre, selon la taille, le sexe, l'âge, la conformation et la disposition des organes.

Comparé assez improprement à une pyramide quadrangulaire tronquée à base dirigée en haut, on peut lui considérer *quatre faces*: *antérieure, postérieure* et *deux latérales*.

La *face antérieure* est constituée par un ensemble d'organes divers, qui ne forment pas une surface tout à fait plane et verticale à cause de leurs reliefs plus ou moins prononcés du côté du médiastin postérieur. La partie médiane du tiers supérieur de cette face est représentée par les faces postérieures membraneuses de la trachée et des deux bronches comprises entre deux plans horizontaux, qui passeraient : le supérieur par la 2e vertèbre dorsale et l'inférieur entre la 5e et la 6e vertèbre dorsale (HYRTL, LUSCHKA, SAPPEY, GEGENBAUR, RUDINGER, TILLAUX, TESTUT, BARDELEBEN, HENLE).

Des deux côtés, la trachée intrathoracique se trouve en rapport avec de grands vaisseaux, situés plutôt du côté du médiastin antérieur et qui cependant entrent aussi indirectement dans la constitution du médiastin postérieur,

Ainsi, du côté droit et immédiatement en haut de la bronche correspondante, on trouve: l'artère pulmonaire droite, l'abouchement de la grande veine azygos dans la veine cave supérieure, le tronc veineux brachio-céphalique droit avec ses deux affluents (jugulaire interne et sous-clavière) et tout à fait en haut le tronc artériel brachio-céphalique droit avec l'origine de ses deux bifurcations (carotide primitive et sous-clavière).

Du côté gauche, on trouve aussi au-dessus de la bronche correspondante: l'artère pulmonaire gauche et la portion de la crosse aortique sur laquelle s'implantent les artères sous-clavière et carotide primitive qui, par leurs origines, prennent aussi part à la constitution de la paroi antérieure.

Dans cette région et de ce côté on trouve aussi l'anse ascendante du nerf laryngé inférieur gauche (récurrent) qui s'élève dans l'angle formé par la trachée et le tube œsophagien.

Sous les deux bronches, la face antérieure est représentée, dans ses deux tiers inférieurs, sur la partie médiane, et de haut en bas par le bloc ganglionnaire inter-trachéo-bronchique, qui couvre l'oreillette gauche et par le feuillet pariéto-péricardique correspondant.

Sur les côtés, les veines pulmonaires prennent également part indirectement à la constitution de la paroi antérieure.

Tous ces organes — pour n'énumérer que les plus importants et les plus saillants du côté du médiastin postérieur — sont enchevêtrés et liés ensemble par des réseaux vasculaires, lymphatiques et nerveux dont les mailles sont remplies par du tissu cellulo-adipeux abondant qui s'infiltre dans les espaces libres, au milieu de ces divers organes. L'inflammation se propage souvent en suivant ce tissu de remplissage et la suppuration se transmet non seulement entre les organes du médiastin postérieur, mais même entre ceux-ci et ceux du médiastin antérieur ou *vice versa*.

La *face postérieure* est représentée par la face antérieure de la colonne vertébro-dorsale, très concave antérieurement et couverte par le ligament vertébral commun antérieur, les muscles et l'aponévrose prévertébrale. Elle s'étend en haut jusqu'au niveau du corps de la 1re vert. dorsale ou plus précisément jusqu'au niveau des articulations costo-transversales correspondantes et en bas jusqu'à la 12e vert. dorsale (fig. 1, 2, 3).

Faces latérales: Pour étudier les rapports réciproques des organes qui se trouvent sur les deux faces latérales du médiastin postérieur, nous décrirons les rapports des deux feuillets pariétaux des plèvres médiastinales qui couvrent ces organes, délimitent les deux parois latérales et représentent même ces parois.

Cette étude sera faite à l'aide de recherches anatomiques et physiologiques (dissections, coupes thoraciques, vivisections) que nous avons faites en 1893 à Bucharest, dans notre thèse inaugurale (1), et qui ont été reprises plus tard en 1894 (2) et complétées enfin cette année à Paris.

D'ailleurs, en ce qui concerne les rapports des différents

---

(1) Potarca (Jacob). *Loc. cit.*

(2) Potarca (Jacob). Sur l'œsophagotomie intrathoracique par le médiastin postérieur. *Roumanie médicale.* Bucharest, juillet 1894.

Potarca. — *La chirurgie intramédiastinale postérieure.*   2 organes, nos récentes recherches conduisant aux mêmes résultats que les précédentes, l'ensemble de la présente description différera peu de l'exposé antérieur.

Nous tâcherons, en outre, dans cette étude d'éclaircir la description d'un sujet aride et peu exploré encore, par de nouveaux dessins faits en grande partie d'après nature.

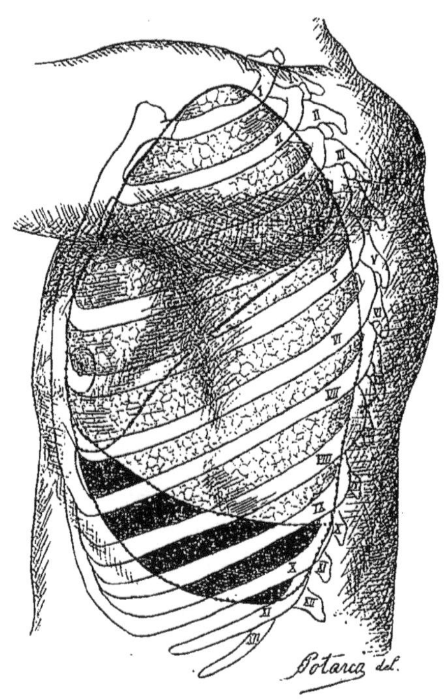

Fig. 1. — Limites des plèvres. Vue latérale gauche (modifiée d'après Merkel).

Ainsi, nous étudierons *les rapports anatomo-topographiques pleuro-médiastinaux* chez l'homme adulte.

a) *Avec la cage thoraco-vertébrale ;*

b) *Avec les organes du médiastin postérieur ;*

c) Enfin nous examinerons ensemble *ces divers rapports sur des coupes transversales du thorax à différentes hauteurs de la colonne vertébro-dorsale.*

a) *La réflexion vertébro-médiastinale des deux feuillets pleuro-*

pariétaux se fait sur deux lignes plus ou moins régulières et verticales qui se trouvent de chaque côté de la face antérieure de la colonne vertébro-dorsale (fig. 3).

L'espace compris entre ces deux lignes, large de 2 à 4 centimètres, est plus évasé vers ses deux extrémités et surtout vers l'extrémité supérieure où il atteint sa plus grande largeur. Cet espace prévertébral est occupé, comme nous le verrons plus loin,

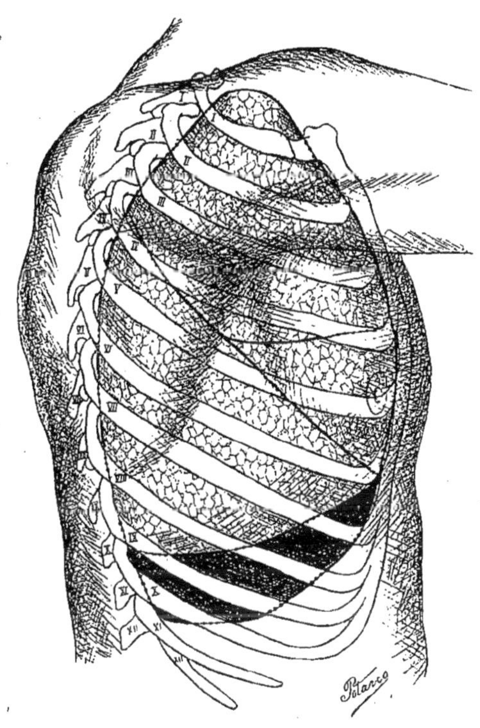

Fig. 2. — Limites des plèvres. Vue latérale droite (modifiée d'après Merkel).

par une couche abondante de tissu cellulaire lâche, qui se continue en haut avec l'espace rétro-viscéral cervical de Henke.

b) *En quittant les lignes de réflexion, les plèvres costo-vertébrales se dirigent en avant et deviennent les plèvres pariéto-médiastinales droite et gauche.*

Nous les suivrons dans leur chemin d'arrière en avant, en découvrant avec soin les organes cachés par ces membranes.

La plèvre pariéto-médiastinale droite immédiatement après avoir quitté la colonne vertébrale se dirige en avant, vient en contact et couvre vers sa partie intrathoracique inférieure, la face latérale droite de l'aorte thoracique descendante (en bas de la 9ᵉ

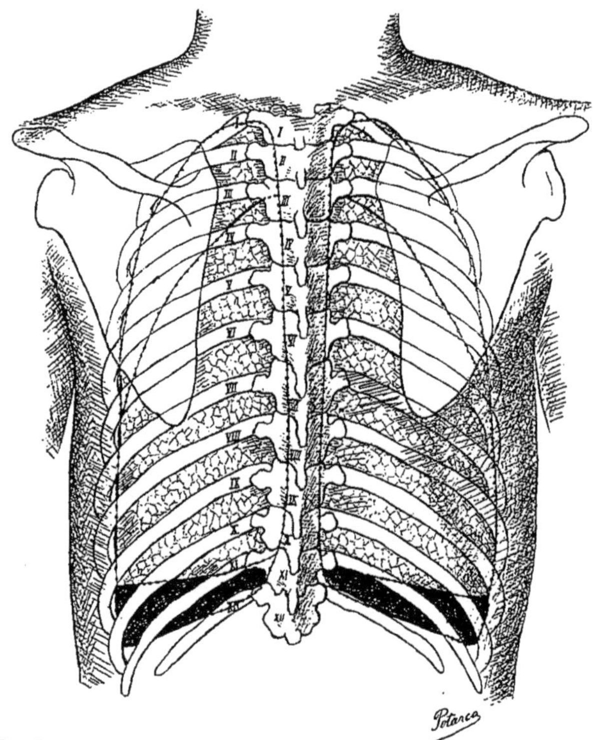

Fɪɢ. 3. — Limites des plèvres. Vue postérieure (modifiée d'après Merkel).

ou 10ᵉ vert. dorsale). Sur un plan un peu plus antérieur, elle s'adosse lâchement sur la face externe de l'œsophage (entre la 2ᵉ et la 10ᵉ vert, dorsale), recouvrant en même temps le tronc ascendant et un peu oblique en haut et en avant de la grande veine azygos et de ses collatérales intercostales. Au niveau de la 7ᵉ ou 6ᵉ vertèbre dorsale le tronc principal de la grande

veine azygos commence à s'éloigner de la plèvre, se coudant en
avant et à droite pour embrasser dans sa crosse concave inférieure-
ment le pédicule pulmonaire droit (entre la 3ᵉ et la 5ᵉ vert. dorsale). En arrière, et surtout en avant de l'œsophage, la plèvre
vient aussi en contact avec les troncs et les ramifications des deux
nerfs vagues. Sur un plan plus avancé encore, et au-dessus du
pédicule pulmonaire droit, le feuillet pariéto-médiastinal droit se
dirige d'un côté vers le sommet du poumon pour contribuer à la
formation du dôme pleural droit, et de l'autre en avant pour se
continuer sans ligne de démarcation, en dehors de la veine cave
supérieure et du tronc veineux brachio-céphalique droit, avec
le même feuillet de la plèvre médiastinale antérieure. Immédiatement en arrière des éléments du pédicule pulmonaire droit et des
organes sous-jacents (bloc ganglionnaire et ligament pneumo-
triangulaire droit), la plèvre médiastinale droite se replie sur
elle-même en cul-de-sac pour se continuer en arrière avec le
feuillet pleuro-viscéral du poumon correspondant. Mais, avant
de constituer ce dernier cul-de-sac, la plèvre pariétale s'infiltre de
droite à gauche entre le tronc de la grande veine azygos et l'œsophage, formant à cet endroit un premier cul-de-sac beaucoup plus
accentué que le précédent, surtout tout à fait en bas, où il couvre
et même dépasse à gauche la face postérieure de l'œsophage
(fig. 4 et 15).

La plèvre costo-vertébrale gauche, en quittant sa ligne de
réflexion vertébro-médiastinale, se dirige en avant et se trans-
forme à son tour en *plèvre pariéto-médiastinale gauche*.

Immédiatement, après sa réflexion, passant sur les troncs
anastomosés ou isolés des deux petites veines azygos et sur
l'origine de leurs collatérales intercostales, la plèvre va rencontrer
la paroi postérieure d'une partie de la crosse horizontale de l'aorte
et de la plus grande étendue de l'aorte thoracique descendante.
Ce grand obstacle, placé directement dans son chemin, oblige
l'œsophage à glisser à gauche et à recouvrir intimement la paroi
externe de l'aorte depuis la 4ᵉ ou 5ᵉ vert. dorsale jusqu'à la 8ᵉ ou
9ᵉ vert. dorsale.

Au-dessus de la crosse aortique, la plèvre pariéto-médiastinale gauche se dirige, d'un côté en haut, pour contribuer à la formation du dôme pleural gauche, et, de l'autre en avant, pour se continuer, en dehors de l'artère sous-clavière et du tronc veineux brachio-céphalique gauche, avec la plèvre pariéto-médiastinale antérieure.

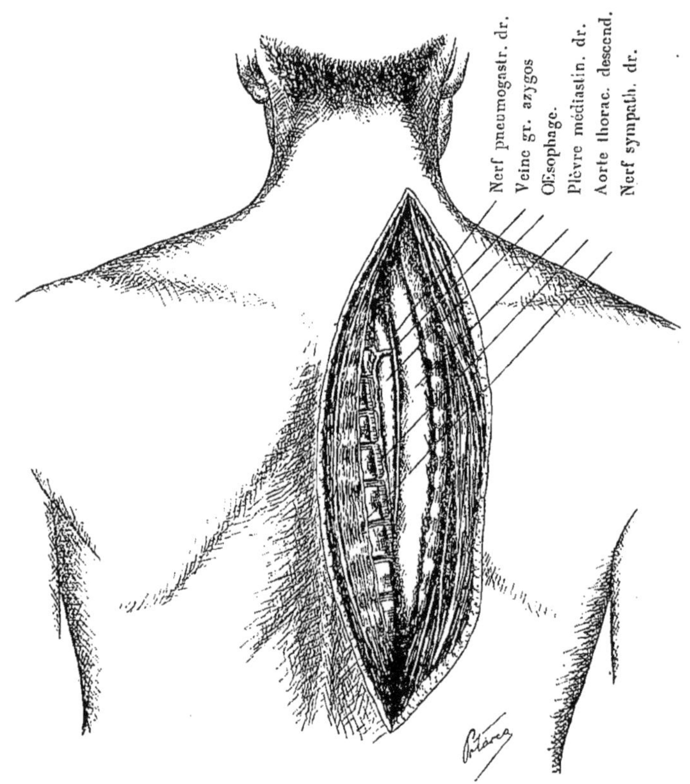

Fig. 4. — Rapports de la plèvre pariéto-médiastinale droite avec les organes voisins.

En bas de la 8ᵉ ou 9ᵉ vert. dorsale, la plèvre recouvre, non plus l'aorte, qui s'est déviée vers la droite, mais l'œsophage dévié à gauche dans la partie tout à fait inférieure de sa portion intrathoracique. Arrivée en avant de l'aorte descendante et de la partie inférieure gauche de l'œsophage la plèvre rencontre de haut en bas : le pédicule pulmonaire gauche, situé sur un plan un peu plus inférieur que celui du côté droit ; le bloc ganglionnaire inter-trachéo-bronchique et le ligament pneumo-triangulaire gauche, qui l'oblige à se replier sur elle-même et se continue en arrière, sans ligne de démarcation, avec la plèvre viscérale du poumon gauche (fig. 5 et 15).

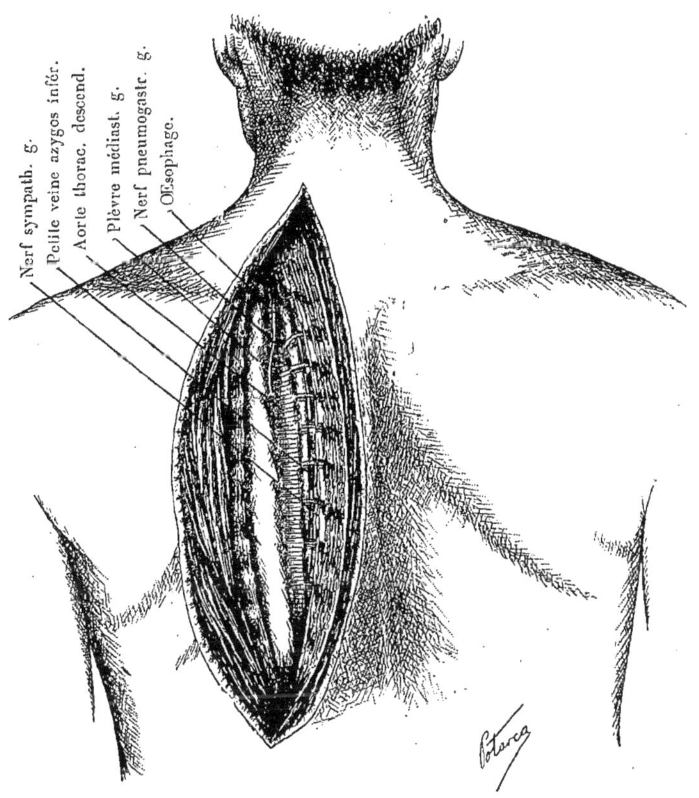

Fig. 5. — Rapports de la plèvre pariéto-médiastinale gauche avec les organes voisins.

Ainsi décrites, les deux plèvres pariéto-médiastinales ne représentent pas deux membranes séreuses, étendues directement d'arrière en avant sur les faces latérales externes des organes couverts par elles, mais de véritables couvertures moulées sur les faces externes de ces organes, parmi lesquels en certains points elles s'infiltrent assez profondément. Pour mieux voir les saillies et les anfractuosités que forment les deux plèvres pariéto-médiastinales, en s'adossant à ces différents organes, on peut ouvrir largement par derrière les deux sacs pleuraux (Jonescu) (1).

Ainsi, du *côté droit*, on peut observer par transparence, à travers la plèvre pariéto-médiastinale correspondante, immédiatement devant la colonne vertébro-dorsale, le trajet bleuâtre du tronc et de la crosse de la grande veine azygos, embrassant le pédicule pulmonaire droit et formant relief du côté de la cavité pleuro-pulmonaire correspondante, surtout au niveau de la crosse et de la partie la plus supérieure de son tronc ascendant. Dans la même direction que le tronc ascendant de la grande veine azygos, on voit vers la partie inférieure un relief plus gros et plus saillant qui correspond à l'extrémité inférieure et intrathoracique de l'aorte dirigée à ce niveau de gauche à droite. En avant de la saillie verticale faite par ces deux organes, la plèvre se déprime au niveau *des culs-de-sac inter-azygo-œsophagien* en haut et *inter-aortico-œsophagien* en bas. Devant cette dépression plus ou moins verticale, on voit une deuxième surface plus convexe et plus saillante du côté de la cavité pleuro-pulmonaire, et qui est produite par la face latérale droite de la portion intrathoracique de l'œsophage, comprise entre la 2° et la 10° vert. dorsale. Devant la partie antéro-latérale droite de l'œsophage, on trouve quelquefois en partie le trajet peu saillant du nerf vague gauche, la saillie du pédicule pulmonaire droit en haut et la saillie du péricarde en bas.

Du *côté gauche*, on voit aussi en regardant d'arrière en avant, d'abord une dépression de la plèvre pariéto-médiastinale correspondante, peu enfoncée entre la colonne vertébro-dorsale et l'aorte thoracique, et devant elle un grand relief oblique de haut en bas et de gauche à droite, produit par la partie postérieure de la crosse aortique en haut et de l'aorte descendante en bas.

____

(1) Jonescu (Th.). Tube digestif. *Traité d'anatomie humaine de Poirier*, 1895, p. 185.

Sur un plan plus antérieur, on voit en haut une petite saillie, limitée, correspondant au pédicule pulmonaire gauche, et tout à fait en bas un autre relief oblong et oblique de haut en bas et de droite à gauche correspondant à l'extrémité inférieure de l'œsophage.

Les plus saillants de ces reliefs impriment souvent leur direction sur les faces internes des deux poumons par des gouttières quelquefois assez manifestes.

c) Enfin dans cette dernière partie nous montrerons sur neuf

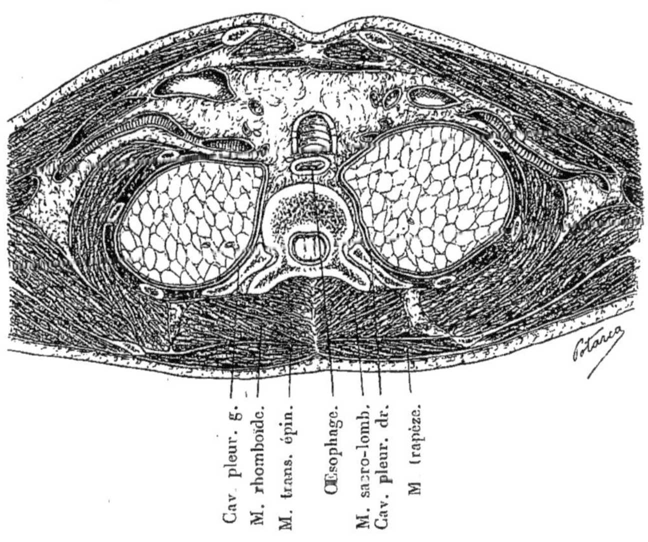

Fig. 6. — 1ʳᵉ coupe faite au niveau de la 3ᵉ vert. dorsale.

coupes transversales, faites à travers le thorax congelé, *la disposition et les rapports réciproques entre les deux plèvres pariéto-médiastinales et les organes environnants (cage thoracique en dehors et organes extra et intra-médiastinaux en dedans),* au niveau du corps de chaque vertèbre dorsale à partir de la 3ᵉ jusqu'à la 11ᵉ (1).

---

(1) Ces sections qui sont celles que nous avons faites à l'occasion de notre travail

La plèvre médiastinale droite fait, entre l'œsophage et le corps vertébral, un léger coude, sans s'insinuer entre ces deux organes, passe en avant sur la face correspondante de l'œsophage, puis entre la trachée et le poumon pour se continuer en avant avec la plèvre du médiastin antérieur.

La plèvre gauche est séparée du corps vertébral et de l'œsophage par un espace cellulo-graisseux plus développé que celui de droite. Elle fait un coude presque au même niveau que celui de la plèvre droite, puis se dirige en dehors pour se continuer avec la plèvre pariétale gauche du médiastin antérieur.

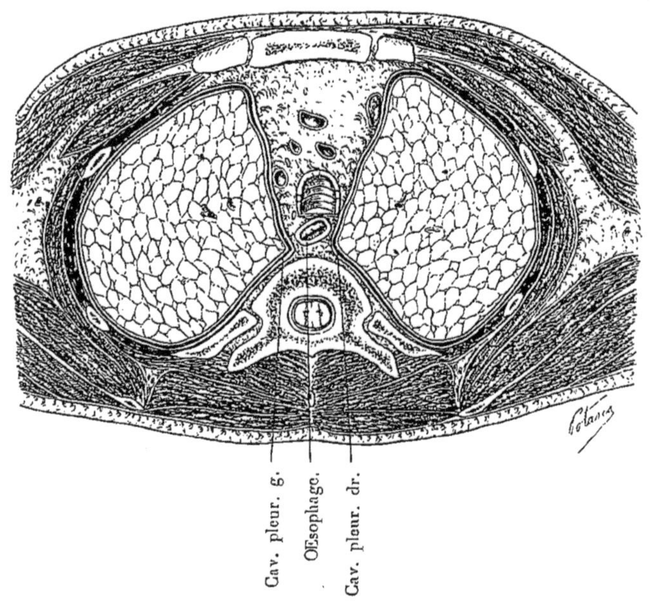

Fig. 7. — IIe coupe faite au niveau de la 4e vert. dorsale.

La plèvre médiastinale droite fait un coude, peu prononcé à ce niveau entre la vertèbre et l'œsophage, d'où, en sortant, elle

inaugural *sur l'œsophagotomie intrathoracique* (1893), nous ont permis d'insister alors, pour la première fois, sur les rapports détaillés des plèvres médiastinales avec les organes environnants.

passe sur le bord droit de la trachée, et se dirige en avant, pour couvrir la face externe du tronc veineux brachio-céphalique droit.

La plèvre gauche fait entre le corps vertébral et l'œsophage un coude un peu plus prononcé que celui de droite. En passant en avant, la plèvre recouvre le côté externe de l'artère sous-clavière gauche et passe en avant dans le médiastin antérieur.

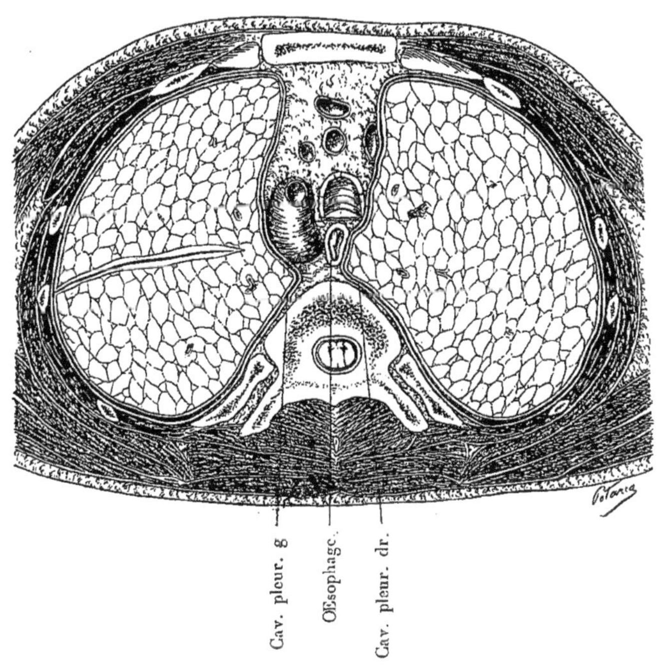

Fig. 8. — III⁰ coupe faite au niveau de la 5⁰ vert. dorsale.

La plèvre médiastinale droite forme un coude obtus entre le corps de la 5⁰ vert. et l'œsophage, passe sur la moitié droite de la portion postérieure membraneuse de la trachée, et, se coudant de nouveau en avant, passe dans le médiastin antérieur sur la face externe du tronc artériel brachio-céphalique.

La plèvre gauche fait un léger coude entre la crosse de l'aorte et le corps vertébral, passe en avant sur le côté gauche et anté-

rieur de la portion horizontale de la crosse qu'elle recouvre
dans une étendue de 5-6 centimètres, puis se dirige en avant
pour passer vers le médiastin antérieur.

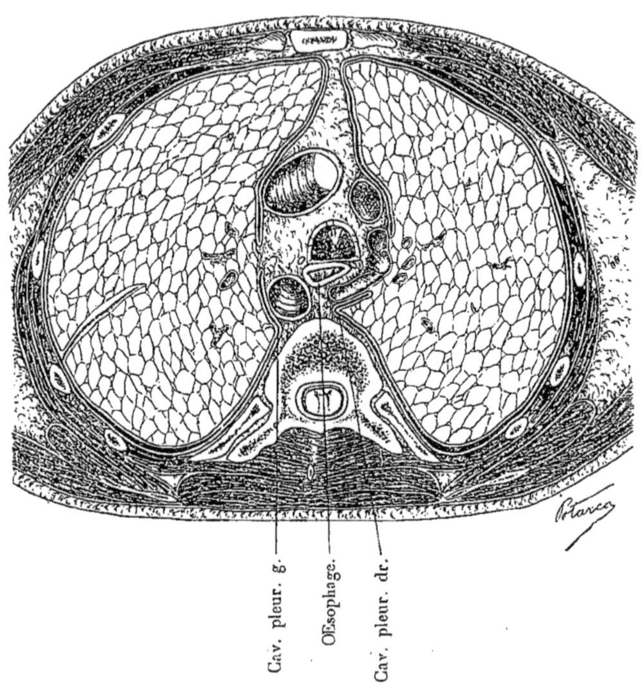

FIG. 9. — IVe coupe faite au niveau de la 6e vert. dorsale.

La plèvre médiastinale droite s'insinue sur une profondeur de
5 millimètres entre le corps vertébral et la crosse de la grande
veine azygos, et, se repliant sur elle-même, forme un coude de
même longueur derrière ce vaisseau. Puis, elle passe sur le poumon correspondant pour se continuer avec la plèvre viscérale de
cet organe.

La plèvre gauche fait aussi à ce niveau un léger coude entre
l'aorte thoracique descendante et le corps vertébral, puis tapisse
la paroi externe (gauche) de l'aorte et à 10 millimètres au-dessus

de l'aorte elle se replie sur le poumon correspondant pour se
continuer avec le feuillet viscéral.

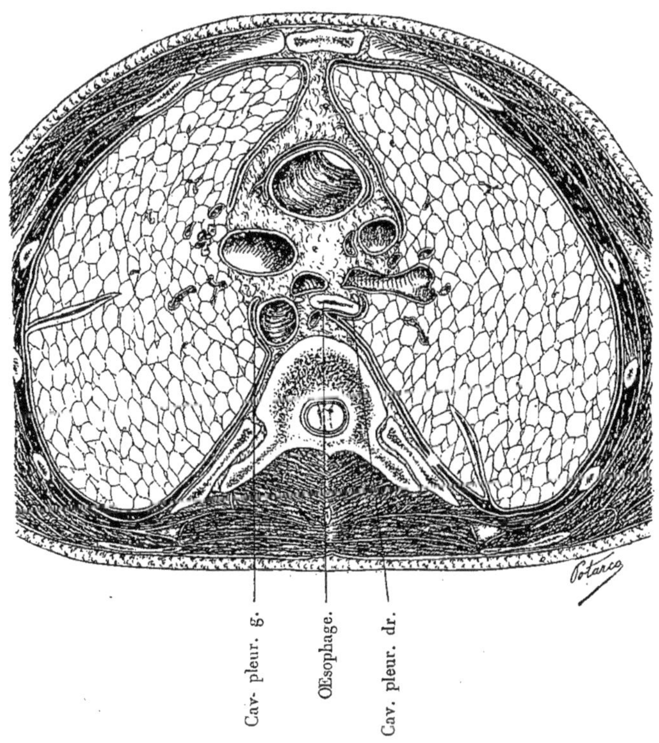

Fig. 10. — V⁰ coupe faite au niveau de la 7ᵉ vert. dorsale.

La plèvre médiastinale droite arrivée entre le corps vertébral et
l'œsophage s'insinue entre ces deux organes jusqu'à la grande
veine azygos sur une profondeur de 10 millimètres, puis, se repliant
sur elle-même, tapisse, par le feuillet antérieur du coude qu'elle
forme, la moitié droite de la face postérieure de l'œsophage.
Sortie de cet endroit, elle se dirige directement en avant, sur le
bord externe de l'œsophage, et gagne la face postérieure de la
bronche gauche sur laquelle elle se replie pour se continuer avec
la plèvre viscérale.

La plèvre gauche, arrivée entre le corps vertébral et l'aorte,

fait un léger coude, passe en avant, recouvrant intimement le
côté externe de l'aorte, puis se réfléchit sur le pédicule pulmonaire correspondant.

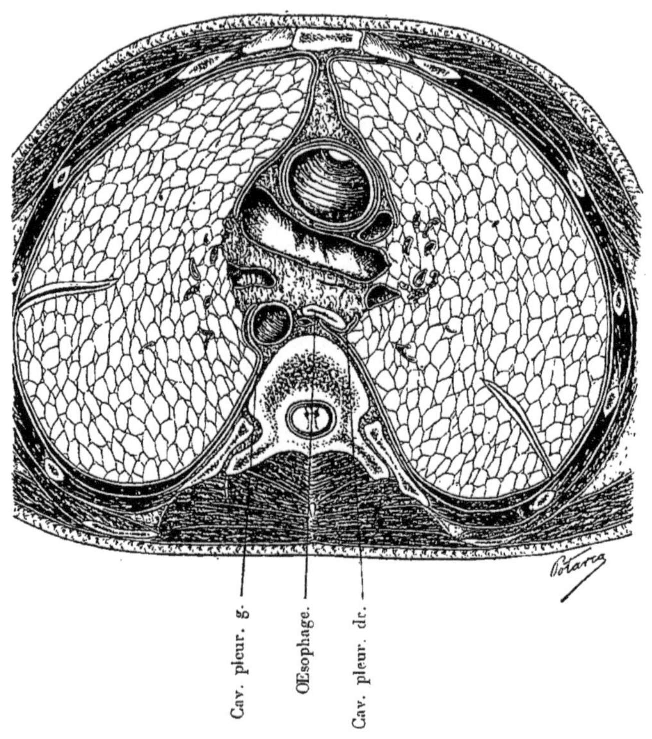

Fig. 11. — VIe coupe faite au niveau de la 8e vert. dorsale.

La plèvre médiastinale droite s'enfonce entre le corps vertébral
et l'œsophage sur une profondeur de 15 millimètres jusqu'à la
grande veine azygos, et, se repliant sur elle-même, recouvre les
deux tiers droits de la face postérieure de l'œsophage ; puis,
passe sur son côté droit, et arrive au pédicule pulmonaire droit
sur lequel elle se réfléchit de nouveau pour se continuer avec la
plèvre viscérale correspondante.

La plèvre gauche, après avoir fait un léger coude entre le corps
vertébral et l'aorte, recouvre la face externe de ce vaisseau et se

réfléchit entre celle-ci et la bronche gauche sur le pédicule pulmonaire pour se continuer avec la plèvre viscérale gauche.

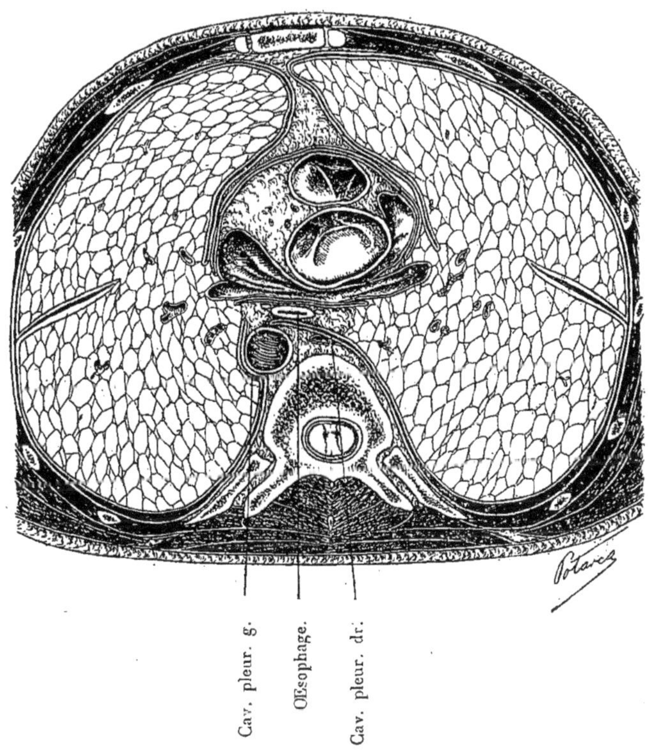

Fɪɢ. 12. — VIIe coupe faite au niveau de la 9° vert. dorsale.

La plèvre médiastinale droite s'insinue entre le corps vertébral
et l'œsophage jusqu'à l'aorte. Par son feuillet antérieur, elle
recouvre donc toute la face postérieure de l'œsophage, et puis
elle passe sur le poumon droit pour se continuer avec la plèvre
viscérale.

La plèvre gauche, après s'être coudée entre la vertèbre et l'aorte,
passe sur le côté externe de celle-ci, recouvre un peu sa face
antérieure, au-devant de laquelle elle se réfléchit sur le poumon
gauche et se continue avec la plèvre viscérale.

La plèvre médiastinale droite s'enfonce à ce niveau plus profondément encore qu'au niveau de la section précédente, de telle
sorte qu'elle dépasse l'œsophage de 8 millimètres à gauche. Sorti
de cette profondeur, et arrivé sur le bord droit de l'œsophage,

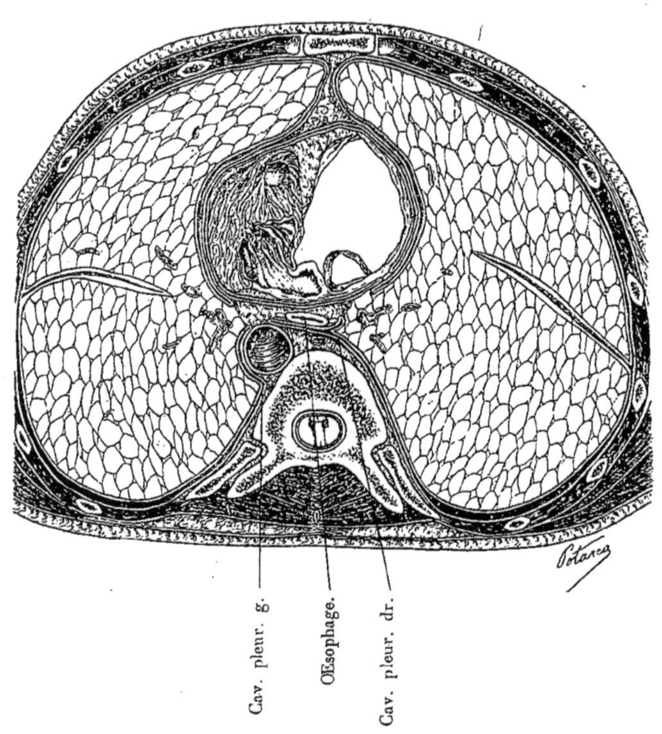

Fɪɢ. 13. — VIII⁰ coupe faite au niveau de la 10⁰ vert. dorsale.

le feuillet antérieur se dirige en avant vers le poumon droit pour
se continuer avec la plèvre viscérale.

La plèvre gauche, après avoir formé un coude peu prononcé
entre le corps vertébral et l'aorte, se dirige en avant sur la face
gauche de l'aorte, au-devant de laquelle elle se réfléchit sur le
poumon et se continue avec le feuillet viscéral.

La plèvre médiastinale droite passe en avant du corps de la vertèbre correspondante de droite à gauche, entre celle-ci et l'œsophage. Arrivée à l'aorte thoracique, elle se retourne derrière l'œsophage, en formant au niveau de son côté droit un petit coude, puis gagne le poumon droit sur lequel elle se continue

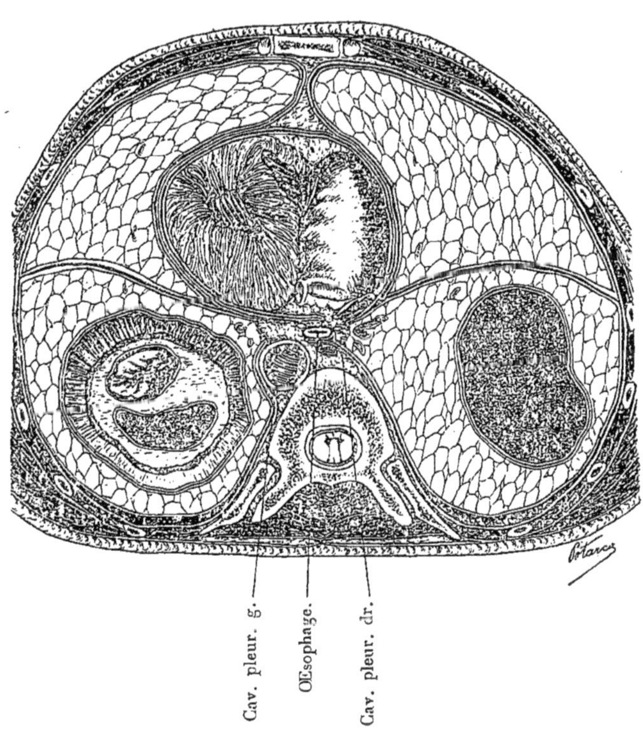

Fig. 14. — IXe coupe faite au niveau de la 11e vert. dorsale.

avec la plèvre viscérale. Ce coude pleural, long de 25 millimètres, no dépasse pas le côté gauche œsophagien ; il le laisse même un peu découvert.

La plèvre gauche, après avoir fait entre la vertèbre et l'aorte un coude moins prononcé que dans toutes les sections précédentes, recouvre la face externe de l'aorte, puis arrive sur sa face antérieure, où elle se réfléchit en arrière sur le poumon gauche et se continue avec la plèvre viscérale.

Pour être certain que cette disposition des rapports pleuro-médiastinaux est tout à fait normale et exacte, nous avons fait de nombreuses dissections anatomo-topographiques de contrôle sur le cadavre en faisant d'un côté et de l'autre de la colonne vertébrale dorsale de longues fenêtres thoraciques intéressant toutes les côtes (Voy. fig. 4 et 5).

Toutes ces dissections ont pleinement confirmé que la moyenne de la disposition normale pleuro-médiastinale, sans compter les variations individuelles plus ou moins accentuées, est celle décrite et figurée dans les neuf coupes précédentes.

Le contenu.

Appuyé sur les recherches de nos devanciers dans cette question, nous décrirons *le contenu du médiastin postérieur* au point de vue anatomo-topographique, à l'aide de nos coupes, dissections et vivisections thoraciques figurées dans le chapitre précédent.

Ainsi, *d'arrière en avant,* c'est-à-dire de la paroi postérieure vers la paroi antérieure on rencontre (fig. 15) :

Immédiatement en avant de la colonne vertébrale dorsale, couverte par le ligament vertébral commun antérieur, en partie par quelques muscles prévertébraux et par leur aponévrose, se trouve *l'espace rétro-viscéral,* qui se continue en haut avec l'espace rétro-viscéral cervical (HENKE) et en bas par l'orifice œsophagien diaphragmatique avec l'espace rétro-viscéral abdominal.

C'est par cette voie remplie par du tissu cellulaire et cellulo-adipeux abondant que se transmettent le plus souvent d'une région dans une autre les inflammations et les suppurations.

Au milieu de ce tissu, cheminent dans la région intramédias-

tinale : à peu près sur la ligne médiane *le canal thoracique*, et sur
les côtés *la grande veine azygos* à droite, et *les troncs isolés ou
anastomosés des deux petites veines azygos*, l'une ascendante et
l'autre descendante.

Le canal thoracique pénètre de bas en haut le diaphragme par
l'orifice aortique et suit un chemin ascendant un peu flexueux
sur la partie antérieure et médiane de la colonne vertébrale dorsale. Passant derrière la crosse de l'aorte, immédiatement au-
dessus d'elle, il commence à s'infléchir vers le côté gauche, puis
sort de la cavité thoracique pour passer dans la région cervicale
entre les artères carotide primitive et sous-clavière gauches. Son
calibre, large à peine de 2-3 millimètres dans sa portion intrathoracique, n'est pas en rapport direct avec les affluents qu'il
reçoit. Dans sa portion intra-thoracique le canal thoracique ne
reçoit que quelques collatérales, peu importantes, provenant du
foie, des espaces intercostaux et des ganglions du médiastin postérieur.

Sur les côtés, et à peu près sur le même plan transversal que
le canal thoracique, montent : *la grande veine azygos à droite ; la
petite veine azygos inférieure à gauche*, et du même côté descend
la petite veine azygos supérieure.

La grande veine azygos, pénétrant le diaphragme par le même
orifice que le nerf sympathique droit, chemine d'abord près de
la ligne médiane dans le tissu cellulaire prévertébral, entre la
colonne vertébrale dorsale et l'extrémité inférieure de l'aorte thoracique descendante. A mesure qu'elle monte, elle se dirige obliquement à droite et vers la 8ᵉ ou 7ᵉ vertèbre dorsale, atteint le
cul-de-sac inter-azygo-œsophagien qu'elle parcourt jusqu'au niveau
de la 5ᵉ ou 4ᵉ vertèbre dorsale. A ce niveau, elle se courbe fortement en avant et à droite pour former sa crosse concave en bas qui
passe sur le pédicule pulmonaire droit. Quittant à ce niveau le
cul-de-sac pleural qui s'enfonce sur la partie interne de sa crosse,
elle va en dernier lieu s'aboucher dans la veine cave supérieure.
La grande veine azygos reçoit comme collatérales toutes les
branches veineuses qui accompagnent les branches collatérales

de l'aorte thoracique descendante, c'est-à-dire, par son côté
externe, les 8 ou 10 dernières intercostales droites ; par la partie
la plus culminante de son tronc ascendant, le tronc secondaire
descendant des 3 ou 4 premières intercostales droites ; par son
côté interne, les troncs isolés ou anastomosés des deux petites
veines azygos ; enfin, par sa face antérieure, la bronchique droite,
les œsophagiennes, les médiastines et les péricardiques postérieures.

Cette disposition des collatérales, qui est admise par la majorité des auteurs comme la plus fréquente, présente beaucoup
d'anomalies, ou pour mieux dire beaucoup de variations d'un
individu à un autre.

Enfin le tronc principal de ce vaisseau est croisé transversalement en arrière par les troncs des 8 ou 10 dernières artères
intercostales droites.

Les petites veines azygos supérieure et inférieure cheminent
également du côté gauche comme la grande veine azygos du côté
droit, dans le tissu cellulaire prévertébral, l'une de haut en bas,
et l'autre de bas en haut près des deux coins *pleuro-œsophagien*
(en haut de la crosse aortique) et *pleuro-aortique* (en bas de la
même crosse). Les troncs de ces deux vaisseaux reçoivent : le
supérieur les 4 ou 8 premières intercostales gauches et l'inférieur
le reste des intercostales inférieures, l'un descend et l'autre monte
vers la 7ᵉ vertèbre dorsale au niveau de laquelle ils se dirigent
transversalement en dedans pour se jeter dans la grande veine
azygos isolés ou anastomosés.

En avant et à gauche du plan de ces vaisseaux, peu importants,
on rencontre *l'aorte thoracique*, qui se trouve contenue dans le
médiastin postérieur, non seulement par *toute sa portion intrathoracique descendante*, mais aussi par *la partie horizontale de sa
crosse*, située derrière l'implantation de l'artère sous-clavière
gauche.

La portion intra-médiastinale de la crosse de l'aorte, étant
dirigée obliquement d'avant en arrière et de droite à gauche,
regarde, par sa face latérale gauche en avant et à gauche, et, par

sa face latérale droite en arrière et à droite. On peut donc lui considérer : *une face antéro-latérale gauche ; une face postéro-latérale droite ; un bord supérieur convexe et un bord inférieur concave.*

Par sa face antéro-latérale gauche l'aorte horizontale vient en contact : en avant, avec le nerf vague gauche qui est accolé à cette face, sur laquelle il descend à peu près verticalement entre

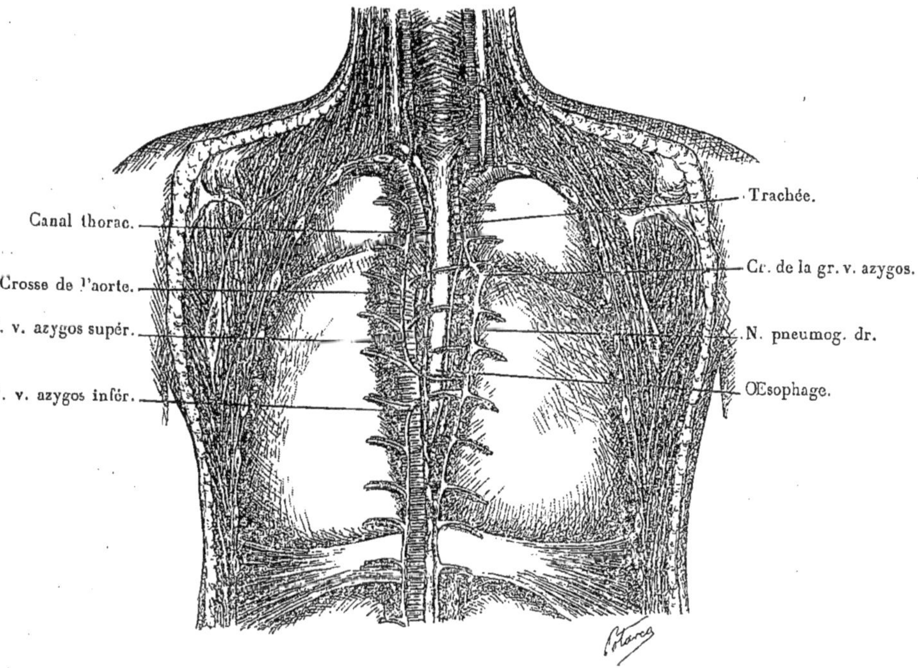

Fig. 15. — Enlèvement du plastron dorso-thoracique pour faire voir la disposition des divers organes contenus dans le médiastin postérieur.

les deux médiastins. En arrière le reste de cette face est en contact intime avec le feuillot pariétal de la plèvre médiastine gauche.

Par la face postéro-latérale droite l'aorte est en rapport plus ou moins direct d'avant en arrière : avec la partie latérale gauche de l'extrémité inférieure de la trachée, sur laquelle il fait en passant une légère dépression (Nicaise, Lejars). Entre ces deux organes, existe à peu près constamment une fine couche de tissu cellulaire lâche. Sur un plan plus postérieur encore, cette face vient en rapport direct avec l'œsophage qui, à ce niveau, est refoulé à droite par le passage de ce grand vaisseau, auquel il est souvent relié par quelques petits faisceaux musculaires (muscles aortico-œsophagiens et broncho-œsophagiens de Hyrtl). Enfin, tout à fait en arrière, l'aorte par sa face droite s'appuie (4e-5e vertèbre dorsale) sur la partie latérale gauche de la colonne dorsale.

Par sa concavité, la crosse de l'aorte affecte des rapports intimes avec les éléments du pédicule pulmonaire gauche et surtout avec la bronche correspondante. D'après Calori le tissu cellulaire, interposé entre ces deux organes, formerait une véritable bourse séreuse.

Par sa convexité, la crosse aortique est couverte dans la plus grande partie par le feuillet pleural pariéto-médiastinal droit. Toute sa partie, située en arrière de l'implantation de l'artère sous-clavière gauche, concourt à former la base de la fosse sus-pleurale (Poirier).

La portion verticale de l'aorte intramédiastinale comprend toute la portion de l'aorte connue dans les traités classiques sous la dénomination *d'aorte thoracique descendante*. Elle commence en haut, à gauche de la colonne dorsale sur un niveau variable, entre la 4e et la 6e vertèbre dorsale, et sort de la cavité thoracique en bas sur le côté droit de la colonne dorsale à un niveau variable entre la 10e et la 11e vertèbre dorsale. Donc, le trajet de cette portion de l'aorte est oblique de haut en bas, de gauche à droite, et d'arrière en avant.

On doit étudier ses rapports avec les organes environnants : *en avant, en arrière et sur les deux côtés latéraux.*

En avant, l'aorte descendante se met en rapport dans ses deux tiers supérieurs avec la face postérieure des éléments du pédicule pulmonaire gauche et avec la partie du péricarde correspondant aux oreillettes du cœur. Dans son tiers inférieur elle est en rapport étroit avec l'extrémité inférieure de l'œsophage.

De cette face se détachent des artères collatérales : les deux ou trois artères bronchiques droites et gauches ; les 5 ou 7 artères œsophagiennes moyennes et enfin, tout à fait en bas, les artères médiastines postérieures.

En arrière, la paroi postérieure de l'aorte se trouve en contact *dans sa moité supérieure* avec le coude pleural aortico-vertébral qui couvre seulement la moitié de la face externe de cette paroi, tandis que, par sa demi-face interne, elle affecte en partie des rapports avec les troncs des petites veines azygos et de leurs collatérales. Ces vaisseaux, avec le tissu cellulaire prévertébral qui les entoure, servent à séparer dans cette partie l'aorte de la face latérale gauche de la colonne dorsale, du nerf sympathique gauche et sur un plan plus postérieur des têtes des côtes. Dans sa moitié inférieure l'aorte correspond aux corps des dernières vertèbres dorsales et dans le tissu cellulaire interposé, nous savons que rampe le canal thoracique. D'un côté et de l'autre de la ligne médiane de cette face naissent les 8 ou 10 paires des dernières artères intercostales, dont les directions obliques en haut et en dehors à leur origine croisent en partie la face postérieure de l'aorte.

A droite, l'aorte se trouve en contact dans sa partie supérieure *toujours avec l'œsophage et seulement en bas de la 9e vertèbre dorsale avec le cul-de-sac pleuro-médiastinal droit.* Cette face est longée en partie aussi par le tronc principal de la grande veine azygos.

A gauche, l'aorte confine à la cavité pleurale, *étant recouverte dans presque toute son étendue par le feuillet pariétal de la plèvre médiastine gauche qui, par endroits, est très intimement adossée à l'aorte, de sorte que la séparation forcée de ces deux organes amène souvent la perforation du feuillet pleural.*

Ce fait, nous l'avons vérifié, par de nombreuses dissections cadavériques ainsi que par des vivisections. Dans le mince tissu cellulaire lâche qui se trouve entre la plèvre et l'aorte rampent des veines et des filets nerveux provenant du grand sympathique. La saillie que fait l'aorte du côté de la plèvre est très prononcée surtout en haut où elle continue la saillie sous-pleurale de sa crosse, et s'atténue en bas de la 8e vertèbre dorsale jusqu'à ce qu'elle disparaisse complètement vers la 10e vertèbre dorsale.

A droite de l'aorte thoracique descendante et sur un plan un
peu plus antérieur, on rencontre *l'œsophage,* tube musculo-mem-
braneux qui s'étend entre le pharynx et l'estomac. Il sert à con-
duire les aliments pendant le troisième temps de la déglutition,
de la première dans la deuxième de ces deux cavités, et, par ce
rôle, sa présence et son intégrité deviennent indispensables pour
que les phénomènes de la nutrition s'accomplissent normalement.

Il mesure comme longueur chez l'homme adulte entre 22 et
25 centimètres et traverse successivement de haut en bas : *la
région inférieure du cou, toute la région thoracique,* et la partie
tout à fait supérieure de la région abdominale.

Nous ne nous occuperons dans cette étude que de sa portion
intramédiastinale, étendue entre la 1re et la 11e vertèbre dorsale
et mesurant approximativement 15 ou 16 centimètres de longueur.

Schématiquement le trajet de l'œsophage intramédiastinal
peut être réduit, et représenté par une ligne brisée qui formerait
un V horizontal avec ses deux branches très écartées. Le
point culminant (l'angle) du V œsophagien, ouvert du côté de la
ligne médio-vertébrale, correspond à la strangulation physiologique que l'aorte lui fait subir au niveau ou au-dessous du passage de la crosse (4e-6e vertèbre dorsale) et à 5-10 milimètres à
droite de cette ligne. Par ses deux extrémités supérieure et inférieure obliques, l'œsophage intrathoracique atteint, et dépasse la
ligne médio-vertébrale entre la 1re et la 2e vertèbre dorsale en haut
et entre la 8e et la 9e vertèbre dorsale en bas. Cette déviation de
la direction initiale, verticale de l'œsophage cervical résulte de la
rencontre de la crosse aortique dans le chemin descendant de
l'œsophage intramédiastinal et produit en même temps un étranglement de son calibre à ce niveau.

Voilà le trajet plus ou moins vertical mais non pas rectiligne
de l'œsophage intrathoracique, considéré sur un plan transversal
vis-à-vis de la ligne médio-vertébrale.

Sur un plan antéro-postérieur (sagittal), l'œsophage, adossé à
la colonne vertébrale dorsale jusqu'à la 4e ou 5e vertèbre dorsale,

se détache à ce niveau pour descendre suivant une ligne verticale, qui représente la corde de l'arc vertébro-dorsal (Mouton) ou sur une ligne courbe et parallèle à la ligne vertébro-dorsale (Pirogoff, Rudinger, Morosow) (1).

Cette séparation antéro-postérieure de la colonne vertébrale et de l'œsophage est toujours produite par l'aorte thoracique, dont l'extrémité inférieure (8e ou 9e vertèbre dorsale), s'interpose entre la colonne vertébrale dorsale et la face postérieure de l'œsophage, derrière laquelle elle passe obliquement de haut en bas et de gauche à droite en le croisant en X.

De ces différentes déviations, il résulte que le tube œsophagien intramédiastinal contourne, dans une espèce de spirale, l'aorte descendante, se plaçant successivement à droite, en avant, et à gauche.

L'œsophage, organe à parois molles et délicates, rencontre dans son chemin descendant différents obstacles ; il ne peut les vaincre, mais il est vaincu par eux au détriment de sa direction rectiligne et de son calibre normal (2).

Ainsi, dans sa portion intramédiastinale, l'œsophage présente les déviations sus-citées et deux étranglements physiologiques constants de son calibre : *l'un aortique* (4e-6e vertèbre dorsale) imprimé, comme nous l'avons déjà dit. sur sa paroi antéro-latérale gauche par le passage de la crosse aortique, et qui mesure comme diamètre transversal 22-24 millimètres et comme diamètre sagittal 17-19 milimètres : *l'autre bronchique* (5e-7e vertèbre dorsale), à peu près de même diamètre, se trouve sur la paroi postérieure de l'œsophage, à l'endroit où il passe sur la bronche gauche. Sur les plâtres de Mouton (3) et Morosow (4) (fig. 16 et 17) on peut

---

(1) D'après nos mensurations, l'œsophage serait distant de la colonne vertébrale dans sa partie supra-aortique de 5-7 millimètres et a partir de la sixième vertèbre dorsale en bas de 10-15 millimètres.

(2) Nous verrons plus tard comment l'œsophage paye cher ce sacrifice au point de vue *de la pathologie des corps étrangers et des rétrécissements néoplasiques de la portion intrathoracique de l'œsophage.*

(3) Mouton. *Thèse*, Paris. 1874.

(4) Morosow, *Thèse*, Saint Pétersbourg, 1887.

très bien voir l'aspect irrégulier, moniliforme du calibre œsophagien, avec ses différents étranglements physiologiques, séparés
par les segments fusiformes, intermédiaires *supra* et *infra-aortico-
bronchiques* (portion intra-médiastinale), larges de 26-30 millimètres de diamètre.

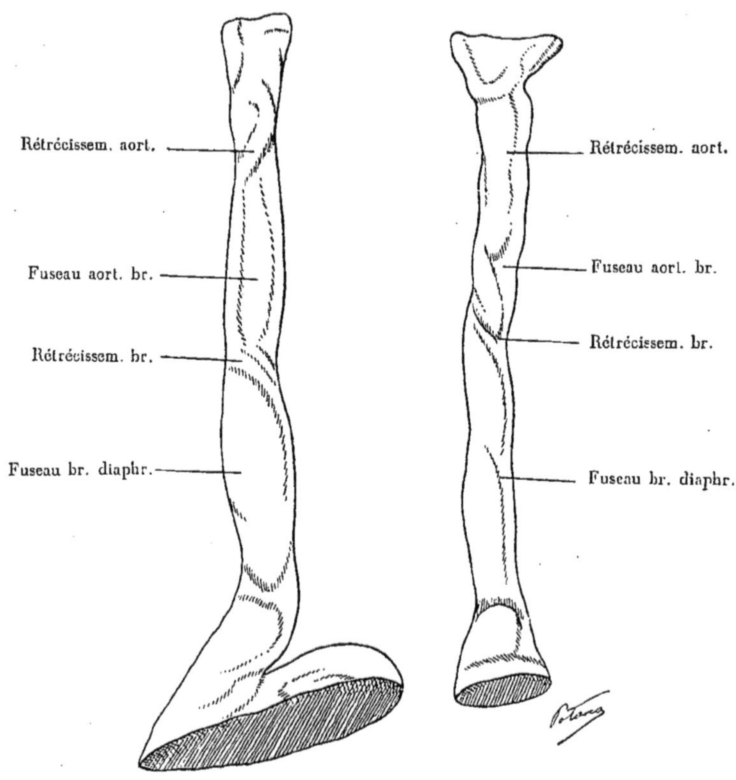

Fig. 16.   Fig. 17.

Deux moules en plâtre de l'œsophage (d'après Morosow).

Sur le cadavre le calibre de l'œsophage d'après Henle serait
aplati d'avant en arrière, mais d'après Braune, Rudinger, Wal-
deyer, Pansch, Morosow, etc., il n'aurait cette forme que dans
sa portion cervicale, et il serait tout à fait cylindrique dans sa
portion intramédiastinale.

Sur nos coupes, l'œsophage est plus ou moins cylindrique dans sa portion supra-aortique, aplati latéralement au niveau du passage de la crosse de l'aorte (étranglement aortique), et sagittalement au niveau de la bronche gauche (étranglement bronchique), ainsi que dans presque tout le reste de sa portion intramédiastinale, excepté la partie tout à fait inférieure qui, vers l'orifice diaphragmatique, commence de nouveau à redevenir cylindrique.

A cet égard, nous croyons qu'on ne peut établir que des règles approximatives, puisque ces dispositions peuvent varier plus ou moins d'un sujet à l'autre.

Sur l'homme vivant, d'après les études œsophagoscopiques de Mikulicz, l'œsophage serait toujours béant et ses parois seraient douées de différents ordres de mouvements (pulsatils, respiratoires et péristaltiques).

Nous étudierons *les rapports* de l'œsophage intramédiastinal, séparément au-dessus et au-dessous du coin de sa portion intra thoracique, c'est-à dire au-dessus et au-dessous de la crosse aortique.

Dans la portion sus-aortique l'œsophage correspond : *en avant et en haut*, à la portion membraneuse de la trachée intra-thoracique qui le déborde sur son bord droit : en avant et en bas, à la face latérale droite de la crosse de l'aorte.

En arrière couvert par l'aponévrose périœsophagienne, il se trouve en contact avec la colonne vertébrale dorsale par l'intermédiaire du tissu cellulaire lâche, compris dans l'espace rétroviscéral, et des muscles prévertébraux, enveloppés dans leur aponévrose prévertébrale.

A gauche, l'œsophage vient en connexion de haut en bas avec l'origine de la carotide primitive gauche, avec l'origine de l'artère sous-clavière gauche, et en bas avec la crosse de l'aorte. Dans l'angle de séparation verticale, créé du côté externe par la superposition de ces trois vaisseaux et du côté interne par le côté gauche de l'œsophage, s'interpose et chemine de bas en haut l'anse ascendante du nerf récurrent gauche et la partie supérieure du canal thoracique, qui passe à ce niveau entre les artères carotide primitive et sous-clavière gauches. De ce côté, l'œsophage et les vaisseaux énumérés sont aussi couverts en partie par la plèvre pariéto-médiastinale gauche.

A droite, l'œsophage, débordé par la marge droite de la trachée intrathoracique, confine de haut en bas avec : le nerf récurrent droit, l'origine de l'artère carotide primitive droite, le tronc commun des veines intercostales supérieures droites, et la plèvre pariéto-médiastinale droite. A ce niveau et sur un plan antérieur, l'œsophage affecte aussi de ce côté des rapports de voisinage, mais bien éloignés avec le nerf vague droit, le tronc veineux brachio-céphalique droit, et même la veine cave inférieure.

Dans la portion sous-aortique l'œsophage correspond :

En avant et de haut en bas : à la portion terminale de la trachée qui le déborde toujours à droite ; au niveau de la 5e ou 6e vertèbre dorsale à la face postérieure de la bronche gauche ; à la masse ganglionnaire inter-trachéo-bronchique, sur la face postérieure de laquelle il se creuse une gouttière (Barety), qui, à ce niveau, sépare l'œsophage des grands vaisseaux du médiastin antérieur ; à la face potérieure du péricarde, qui le sépare en haut de l'oreillette gauche. Tout près du diaphragme s'interpose entre l'œsophage et le péricarde une couche cellulo-ganglionnaire assez abondante.

En arrière, la portion sous-aortique de l'œsophage se détachant de la colonne vertébrale dorsale vient en contact de haut en bas avec les artères intercostales droites, avec les troncs des petites veines azygos, en partie avec le tronc de la grande veine azygos, avec le canal thoracique et le nerf vague droit. *A partir de la 8e ou 9e vertèbre dorsale la face postérieure de l'œsophage commence à être couverte, en partie d'abord, par le cul-de-sac pleuro-rétro-œsophagien droit, qui s'étend sur elle à mesure qu'il descend, de sorte que vers la 10e vert. dorsale il la couvre complètement et s'étend à gauche jusqu'auprès de l'aorte.*

Enfin, sur cette face, on trouve accolés le tronc et les divisions du nerf pneumogastrique droit.

A gauche et à mesure qu'il descend, l'œsophage se trouve dans un rapport de plus en plus intime avec le côté droit de l'aorte descendante jusqu'à la 8° ou 9° vertèbre dorsale au niveau de laquelle il se dévie vers la ligne médiane d'abord, puis à gauche de la colonne dorsale. Dans cette dernière portion, la face gauche se trouve en rapport avec le tissu cellulaire ambiant. Les faces supérieures contiguës de l'œsophage et de l'aorte sont séparées par du tissu cellulaire dans lequel rampe souvent de bas en haut le canal thoracique.

A droite, l'œsophage se trouve en rapport direct avec la plèvre latéro-médiastinale droite et avec une partie du tronc de la grande veine azygos et de ses collatérales intercostales.

L'œsophage intramédiastinal entre en rapport plus ou moins intime avec les organes environnants, par l'intermédiaire d'une couche plus ou moins abondante de tissu cellulaire lâche qui se continue en haut et en bas dans ses portions cervicale et abdominale. Il est d'autre part fixé à ces organes par des tractus élastiques et musculaires assez longs et abondants qui lui permettent des déplacements plus ou moins faciles dans le sens vertical ou transversal de son trajet.

Les deux nerfs pneumogastriques se trouvent presque entièrement étendus verticalement dans toute l'étendue du médiastin postérieur. Ils suivent des trajets et ont des rapports un peu différents *à gauche* et *à droite*.

Le nerf pneumogastrique gauche entre dans le thorax, adossé au côté externe de l'artère carotide primitive correspondante. Puis, il décrit une courbe convexe en avant, entre les origines des artères carotide et sous-clavière gauches et devant la crosse de l'aorte. Au-dessous de ce vaisseau, il se redresse, et, passant sur la face postérieure membraneuse de la bronche gauche, gagne la face antérieure de la portion œsophagienne sous-aortique, sur laquelle il descend jusqu'à sa sortie du thorax.

Le nerf pneumogastrique droit, pénétrant dans le thorax, au niveau de l'angle de bifurcation du tronc artériel branchio-céphalique, descend perpendiculairement devant l'origine de l'artère sous-clavière droite, sous laquelle il vient se placer dans l'espace angulaire que forment, en s'adossant l'un à l'autre, l'œsophage et la trachée. Plus bas il croise la face postérieure de la bronche droite, et vient finalement s'appliquer, d'abord contre la face latérale droite, puis tout à fait en bas contre la face postérieure de l'œsophage (1).

La portion intra-thoracique des nerfs vagues fournit des rameaux secondaires cardiaques, pulmonaires et œsophagiens. Au niveau de la bifurcation de la trachée, ces filets très nombreux anastomosés avec des filets sympathiques forment, tout autour du hile pulmonaire, le plexus bronchique ou pulmonaire.

A côté des deux nerfs vagues, il faut mentionner encore *les deux nerfs récurrents* (laryngés inférieurs), qui, dans leur portion ascendante, affectent des rapports intimes, variant à droite et à gauche avec les organes supérieurs du médiastin postérieur, puis avec les différents rameaux efférents des nerfs sympathiques, qui se distribuent dans le médiastin postérieur, groupés en: filets osseux pour la partie antérieure de la colonne vertébrale dorsale, filets cardiaques, filets œsophagiens, filets aortiques et filets pulmonaires pour ces organes respectifs.

En terminant, je dois signaler aussi *les ganglions lymphatiques*, répandus sur les côtés et dans l'intérieur de cette cavité, parmi les organes qui s'y trouvent et peuvent par conséquent être séparés en deux groupes: *pariétaux* et *viscéraux*.

Nous nous occuperons seulement du groupe *des ganglions viscéraux* qui, seuls, sont contenus dans le médiastin postérieur.

Ils peuvent être partagés à leur tour en *ganglions médiastinaux proprement dits*, qui, variables comme nombre et comme volume, sont disséminés irrégulièrement parmi les divers organes du médiastin postérieur, et en *ganglions trachéo-bronchiques* qui, groupés ensemble, forment un bloc haut de 2 1/2 centimètres

---

(1) Cette déviation du trajet inférieur intrathoracique des deux nerfs vagues tient, comme on le sait, à la torsion dans le même sens des deux faces latérales de l'estomac dans la vie intra-fœtale.

— 3 $^{1}/_{2}$ centimètres sous la bifurcation de la trachée et entre ses deux bronches.

A ces différents groupes ganglionnaires aboutissent les vaisseaux lymphatiques des organes voisins.

Les interstices de ces différents organes, contenus dans le médiastin postérieur, sont occupés par du tissu cellulo-adipeux plus ou moins abondant, qui contribue à augmenter la facilité avec laquelle se propagent l'inflammation et la suppuration d'un organe quelconque aux organes voisins.

Dans cette première *partie anatomique* de notre travail, nous avons cherché à décrire *les principaux organes contenus dans le médiastin postérieur* et surtout à insister, *au point de vue chirurgical, sur les rapports réciproques de quelques-uns*.

II

AFFECTIONS DU MÉDIASTIN POSTÉRIEUR
SUSCEPTIBLES D'INTERVENTIONS CHIRURGICALES
INDICATIONS OPÉRATOIRES.

Dans ce chapitre, nous nous efforcerons de décrire, au point de vue de leurs indications opératoires plus ou moins fréquentes et impérieuses, les affections du médiastin postérieur, soit qu'on ait déjà tenté contre elles des interventions opératoires intramédiastinales, soit qu'on n'ait encore rien essayé sur l'homme vivant. Ces affections seront énumérées et décrites *a priori*, comme susceptibles de certaines interventions, laissant à la clinique le soin de se prononcer sur la valeur de semblables opérations.

ABCÈS DU MÉDIASTIN POSTÉRIEUR

Les abcès du médiastin postérieur sont moins connus et moins bien étudiés que les abcès du médiastin antérieur, dont le traitement chirurgical remonte à GALLIEN qui, le premier, pratiqua sur un jeune homme une trépanation sternale pour évacuer et guérir un de ces abcès. Depuis, les observations de ce genre d'affections et d'interventions se sont multipliées et des travaux importants ont été successivement publiés par DE LA MARTINIÈRE, BOYER, GÜTNER, DAUDÉ, etc.

A côté de cette sollicitude de la thérapeutique chirurgicale pour les affections suppurantes du médiastin antérieur, il faut remarquer l'oubli et l'obscurité où sont restées celles du médiastin postérieur, non seulement pendant toute la période préantiseptique de la chirurgie, mais même pendant la période antiseptique, presque jusqu'à présent.

En effet, il faut parcourir la littérature médicale jusqu'en 1888 pour trouver, seulement, une étude expérimentale de Nasiloff *sur la possibilité d'aborder quelques affections du médiastin postérieur par les voies postéro-latérales de la colonne dorso-vertébrale.*

Quoique l'étude de Nasiloff (1) visât surtout *les cancers et les corps étrangers de la portion intrathoracique de l'œsophage,* Obalinski de Kracau (1) se basant sur cette étude expérimentale put appliquer, tout récemment et avec succès, ce traitement dans *la guérison des abcès intramédiastinaux.*

D'ailleurs, la crainte des chirurgiens de la période préantiseptique de forcer les murs de cette citadelle pathologique, même dans les cas d'abcès intramédiastinaux qui demandent l'opération peut être la plus simple de toutes celles qu'on doit pratiquer dans la même région, est très bien justifiée par la présence dans ce coin profond et caché de l'organisme d'organes d'une importance toute première.

Et c'est seulement à l'époque de la chirurgie antiseptique et grâce à ses bienfaits, qu'on a tenté une intervention radicale dans les cas d'abcès intramédiastinaux postérieurs.

Ces abcès peuvent se développer, d'une manière aiguë ou d'une manière insidieuse, entre les organes du médiastin postérieur ou dans l'intérieur de ces organes et reconnaissent comme causes : *un traumatisme plus ou moins violent de la colonne vertébrale et des côtes (région postérieure) avec ou sans fractures concomitantes; les fièvres générales infectieuses, ou les affections septiques (abcès métastatiques); l'inflammation et la suppuration des ganglions intramédiastinaux; les traumatismes plus ou*

<hr>

(1) Nasiloff. *Loc. cit.*
(2) Obalinski. *Loc. cit.*

moins violents, les corps étrangers et les tumeurs neoplasiques de l'œsophage intrathoracique, de la trachée et des bronches ; avec perforation et suppuration consécutive ; les ostéites vertébrales ou costo-vertébrales de diverses natures ; les tumeurs cancéreuses ou d'autres natures des organes intramédiastinaux compliquées, de suppuration, etc.

Dans d'autres cas, les inflammations et suppurations intramédiastinales sont transmises à distance par celles des régions ou des organes voisins : *par les abcès rétropharyngiens ou péripharyngiens de toutes natures (tuberculose cervico-vertébrale, corps étrangers intra ou extra-pharyngiens, abcès métastatiques, etc.); par les abcès, les gommes tuberculeuses, syphilitiques ou cancéreuses des poumons; par les gangrènes pulmonaires ; par les pleurites purulentes diaphragmatiques ou intramédiastinales ; par les péricardites purulentes, par quelques-unes des pleuro-pneumonies infectieuses traumatiques ou d'autre nature; par les corps étrangers, fichés dans le parenchyme des bords postérieurs ou des faces internes des poumons et compliqués de suppuration, etc.*

D'après cette énumération assez riche des causes occasionnelles des abcès du médiastin postérieur, on voit que ces affections sont plutôt consécutives et chroniques, qu'essentielles et aiguës.

Sur une statistique de 13 cas d'abcès du médiastin postérieur, recueillis en 1896 par OBALINSKI, on ne rencontre que 3 cas d'abcès aigus et 10 cas d'abcès chroniques.

Dans les 3 premiers, on compte aussi le cas de ZIEMBICKI de Lemberg communiquée en 1895, à la Société de chirurgie de Paris (1).

Nous reproduisons ici *in extenso* l'observation du malade de ZIEMBICKI et les remarques de cet auteur, à cause de leur importance :

Le 17 mai 1894, entre le soir, à l'hôpital de Lemberg, une jeune femme de 31 ans, Tekla Majewska, concierge de son état. En

---

(1) ZIEMBICKI (G.). *Loc. cit.*

mangeant du gruau le matin, elle a senti qu'elle avait avalé douloureusement. Cette sensation persistant, elle s'en alla consulter à la station médicale Samaritaine. On se contenta de lui regarder dans la gorge et de passer plusieurs fois une sonde œsophagienne. A ce moment, la malade eut là sensation d'une déchirure profonde au cou. Le mal empirant, elle vint se faire admettre dans mon service.

A la visite du matin, l'assistant constata un certain degré de dysphagie, de la tendance à vomir, un peu de toux et d'enrouement. Sensation de douleur non augmentée par le palper. Petit mouvement fébrile, 37°,5. Examen au laryngoscope négatif.

Les jours suivants tous ces symptômes s'accentuèrent, malheureusement j'ai dû m'absenter deux jours.

A mon retour, je suis frappé par trois circonstances capitales :

1° *Mouvement fébrile* prononcé avec exacerbation vespérale, le pouls bat de 90 à 115 pulsations. La température, qui était de 39°,2 le 19 mai au soir, monte à 40° le 21 au soir, et atteint 40°,1 le 21 au matin ;

2° *Fétidité horrible* de l'haleine ;

3° *Configuration particulière du cou.* — Nulle part un gonflement limité, un foyer à soupçonner ; rien d'analogue à une angine de Ludwig, ou à un phlegmon ganglionnaire ; en revanche, en l'absence de tout œdème, un gonflement du cou en masse, ou plutôt une apparente augmentation de sa circonférence. Le laryngoscope montre une congestion considérable de l'arrière-bouche et des parties supérieures du larynx. Le toucher digital provoque de la gêne, mais ne révèle pas de fluctuation. Je pose le diagnostic de *phlegmon septique prévertébral du cou, probablement consécutif à un corps étranger ayant perforé la paroi postérieure du pharynx ou de l'œsophage.*

Je procède aussitôt à l'opération, en suivant le manuel opératoire de l'œsophagotomie externe. Mais, à peine l'aponévrose profonde et l'espace rétro-viscéral ouverts, ma sonde ramène un flot de pus fétide. Le pus examiné renfermait des pneumococcus et du staphylococcus albus. Mon doigt, glissant sur le côté de l'œsophage, arrive sur les vertèbres dépouillées et, au fond d'une grande cavité, je découvre un corps étranger que je ramène avec un pince courbe. C'était un os, plat, triangulaire, dont le volume et la forme rappelaient exactement la partie terminale d'un urétrotome de Maisonneuve. Cela fait, je continue mon examen local, et je constate que mon doigt ne peut pas atteindre la limite du phlegmon, descendu profondément dans le médiastin postérieur. Une sonde en touche le fond, à environ 12 centimètres à partir de l'ouverture supérieure du thorax. Je nettoie, je tamponne légèrement avec de la gaze imbibée de glycérine iodoformée, et je porte un pronostic mortel.

Les jours suivants, la fièvre tombe à 38°, mais elle continue à être rémittente. Elle marque 39° huit jours après l'opération, c'est-à-dire le 29 mai. C'est alors que j'ai eu l'idée de faire coucher la malade dans la position de TRENDELENBURG (tête déclive), un long drain plongeant dans le médiastin, et venant aboutir à travers un pansement dans un vase de verre, rempli d'une solution au sublimé. Dès lors, amélioration progressive grâce à l'écoulement facile du pus. La fièvre tombe et oscille entre 36°,7, 37°,2 et 37°,5, du 27 mai au 14 juin. Mais la malade ne peut plus supporter la position déclive; elle a des congestions, des maux de tête, du reste elle reprend et se sent mieux.

Du 15 au 18 juin, nouvelle alarme, 39°,5. Otite moyenne. J'applique alors un autre mode de drainage, par le drain-siphon, tel qu'on l'emploie, en Allemagne, pour la pleurésie purulente (BÜLAU). Une extrémité du drain plonge profondément dans le médiastin, l'autre dans une bouteille remplie de sublimé, et attachée à la ceinture, c'est-à-dire à un niveau qui est situé plus bas que le médiastin. Avec cet appareil, la malade peut se promener, et au lit, la longueur du drain permet de placer la bouteille-récipient à un niveau convenable. Le drain-siphon, amorcé, fonctionna parfaitement, vidant tous les jours jusqu'à 150 grammes et plus de pus de plus en plus louable.

La température tomba bientôt au-dessous de la normale, la plaie prit un excellent aspect, les forces, l'embonpoint, commencèrent à revenir. La malade, trois fois par jour, était nourrie à la sonde, pendant toute la durée du séjour à l'hôpital. La sécrétion purulente diminua rapidemeut, et la malade restait presque toute la journée levée, promenant son drain-siphon et son flacon récepteur. La cavité diminuait de profondeur, le drain était progressivement raccourci, puis, vers le 14 juillet, on jugea possible de l'enlever. Suppuration presque nulle, un peu de muco-pus, dû probablement au drain; petite fistulette de tête d'épingle. Nous étions bien en pleine convalescence, et, le 24 juillet 1895, la malade faisant un kilomètre à pied pour venir à la salle des séances, fut présentée par moi au *Congrès des chirurgiens polonais*, réunis à Lemberg. Le succès sembla éclatant et, moi-même, je me félicitais de n'avoir pas abandonné la voie de la chirurgie conservatrice, car à tous les moments difficiles, j'avais été hanté par le désir de pénétrer dans le médiastin par une opération que j'étudiais à l'amphithéâtre, sans savoir que ses règles avaient déjà été tracées.

Le triomphe fut court et eut un terrible lendemain. La malade, se sentant tout à fait bien, s'obstina à demander son exeat. Elle sortit le 26 juillet, avec ordre de se présenter tous les jours à la consultation.

Un interne surveillait l'alimentation à la sonde, supportée très bien et que je craignais de supprimer tout à fait. La petite fistule laissait en effet passer quelques gouttes, quand on faisait avaler un peu d'eau. Mais, au bout de quelques jours, la malade devint moins exacte, et malgré la défense, commença à manger. Elle nous rentrait vers le 10 août et, de suite, nous vîmes qu'elle était perdue. La petite fistule s'était agrandie, la sécrétion augmentée et la toux à forme spasmodique était constante. Dépérissement. Fièvre constante et retour de la fétidité d'haleine. Je lui refis du drainage et proposai l'opération que, entre temps, j'ai appris avoir été imaginée par Nasiloff. La malada refusa, et, en fait, il était trop tard. Le 17 août, trois mois juste après son entrée à l'hôpital, elle mourait d'une septicémie aiguë, après avoir donné l'illusion si prolongée d'une guérison complète.

A la fin de sa communication, Ziembicki regrette beaucoup d'avoir manqué l'occasion de pratiquer sur cette malade, pendant la vie, *l'empyème intramédiastinal postérieur* d'après le procédé de Nasiloff, qui serait très indiqué en pareil cas, comme il eut l'occasion de le vérifier sur son cadavre.

Dans cette opération cadavérique, Ziembicki pénètre dans le médiastin postérieur, non par le côté gauche comme le préconisent Nasiloff, Quénu et Hartmann, mais par le côté droit, pour cette raison que l'abcès, dans ce cas, descendait de l'espace rétro-viscéral cervical de Henke sur la face antérieure et le côté latéral droit de la colonne vertébrale dorsale.

A cause des lésions anatomo-pathologiques trop avancées de la plèvre, il ne put éviter de la perforer, en 2 ou 3 endroits, en la décollant, ce qui, d'après lui, n'arriverait presque jamais sur un cadavre normal. Au contraire, sur un sujet porteur de lésions intramédiastinales aussi avancées que celles rencontrées sur cette malade, il serait presque toujours impossible de ne pas ouvrir les sacs pleuraux.

L'autopsie complète de ce cas est encore très intéressante et très démonstrative, au point de vue des ravages que peuvent provoquer ces abcès dans les organes voisins, si le chirurgien n'intervient pas à temps.

Outre les lésions habituelles de la septicémie, on a trouvé :

1° Une perforation de la paroi postéro-latérale gauche de l'œsophage, au niveau de sa jonction avec le pharynx. Cet orifice pathologique, déjà reconnu du vivant de la malade, présentait un diamètre égal à celui d'un noyau de cerise ;

2° Un foyer de suppuration le long de la colonne vertébrale cervicale et thoracique, avec usure assez profonde de quelques vertèbres. La position thoracique de ce foyer mesurait 12 centimètres de long pour 6 de large, et dénudait en grande partie la paroi latérale droite de la colonne vertébrale ;

3° Une pleurésie purulente droite, avec 100 centimètres cubes de liquide dans la plèvre ;

4° Une gangrène du sommet du poumon droit, du volume d'un œuf de poulet.

L'auteur termine ainsi sa communication :

« Tel est, Messieurs, le tableau fidèle du drame chirurgical
« que je vis se dérouler sous mes yeux pendant près de trois
« mois. J'ai le regret de n'avoir pas ouvert à temps le médiastin,
« mais le retour à la santé, l'illusion d'une guérison indubitable,
« ensuite l'imprudence de la malade, constituent pour le chi-
« rurgien, sinon une consolation, du moins une excuse.

« Je résume et conclus en quelques mots :

« En face d'un phlegmon du médiastin postérieur, le devoir du
« chirurgien est d'aller à la recherche du pus, et de pratiquer,
« non seulement l'incision cervicale para-œsophagienne, mais la
« contre-ouverture, en attaquant le médiastin par le procédé de
« Nasiloff, ou tout autre menant au même but. Il se peut qu'on
« détermine des perforations de la plèvre et qu'une pleurésie puru-
« lente vienne compliquer l'état déjà si grave du malade, mais

« c'est encore la seule chance de salut et, pour terminer par un
« mot encourageant, je rappellerai, Messieurs, le cas observé par
« Langenbeck ; *Phlegmon du médiastin postérieur ouvert sponta-*
« *nément dans la plèvre ; pleurésie purulente. Opération de l'em-*
« *pyème. Guérison.* »

Si nous avons reproduit ici presque complètement la communication de Ziembicki, c'est parce qu'elle résume clairement,
mieux que toute autre description, le tableau symptomatique,
la marche et la terminaison de toute une catégorie d'abcès intramédiastinaux, alors que le chirurgien n'intervient pas à temps
pour assurer un large écoulement au pus collecté.

Une année plus tard, Obalinski publie dans Wiener Klinisch,
Woch. son intéressant travail sur le traitement chirurgical *des*
phlegmons du médiastin postérieur, accompagné de sa statistique
de 13 cas, chronologiquement répartis :

4 cas, d'après une statistique recueillie dans la littérature médicale par Morian (1) (1893).

2 cas personnels de Morian (1893).

1 cas de Ziembicki (1894).

1 cas de Krynski (1895).

5 cas personnels d'Obalinski (1891-1896).

Comme on le voit, ces 13 cas, énumérés par Obalinski, ont
été recueillis à peu près exclusivement dans la littérature alle-
mande, quoiqu'on trouve aussi des cas semblables dans les litté-
ratures médicales des autres pays. Ainsi, pour ne citer qu'un
exemple — n'ayant pas l'intention de faire une statistique —
Champetier de Ribes en 1877 communiquait déjà à la *Société de*
chirurgie de Paris un cas de médiastinite postérieure aiguë suppurée, reconnue après l'opération.

Les 13 cas d'Obalinski peuvent être partagés aussi d'après leur
provenance en :

3 cas de médiastinite postérieure suppurée aiguë (le cas

______

(1) Morian. *Deutsche med. Woch.*, 1893, n° 48.

de ZIEMBICKI (mortel); le cas de KRINSKI ; et le cas d'OBALINSKI (mortel).

10 cas de médiastinite postérieure suppurée chronique, présque tous à la suite d'ostéites tuberculeuses de la colonne vertébrale (6 cas de MORIAN et 4 cas d'OBALINSKI).

De ces 13 cas, nous reproduirons ici, *in extenso*, le cas de KRYNSKI et les 5 cas personnels d'OBALINSKI qui sont surtout intéressants au point de vue du traitement chirurgical.

Ire Observation (communiquée par Krynski au viie congrès des chirurgiens polonais (1895) et recueillie dans la clinique de Rydygier).

Vers la fin de mai 1895, on fait l'extirpation d'un bloc ganglionnaire du côté latéro-cervical droit chez une jeune fille de 18 ans. Deux jours après, survient une pneumonie à caractères graves. Neuf jours après l'opération, on observe à l'extrémité inférieure de la plaie, guérie à peu près, une issue de matière purulente qui nécessite la réouverture de la plaie et son drainage. Pourtant le phlegmon s'étend d'un côté à la région scapulaire correspondante et de l'autre côté dans le médiastin postérieur. On intervient d'après QUÉNU et HARTMANN, *mais par le côté droit;* décollement facile de la plèvre et introduction d'un gros tube à drainage par la plaie cervicale. Importantes améliorations.

IIe Observation (Obalinski).

S. F., jeune homme de 19 ans, de Rzeszow, mal nourri, pâle et anémique, raconte, à son entrée dans le service (décembre 1890), que, depuis quelques mois, il avait une tumeur dans la région lombaire, qui avait été vidée deux mois avant avec un trocart; après quoi, la poche a été lavée avec de la glycérine iodoformée. Après quelque temps, la tumeur s'est reproduite et une paresse des membres inférieurs vient encore compliquer la maladie primitive, de sorte que le malade ne pouvait ni marcher, ni même rester debout. A son entrée, la tumeur était de la grosseur d'une tête d'enfant, fluctuente, non douloureuse, la défécation et la miction étaient normales, aucune proéminence d'une vertèbre quelconque et aucune douleur à la pression.

N'ayant aucun doute que l'état parésique était produit par une lésion spécifique des corps vertébraux de la colonne dorsale et ayant lu peu de temps avant un refférat de Vincent, j'ai pris la décision d'intervenir dans ce cas d'après sa méthode.

Dans ce but, j'ai coupé verticalement, après la chloroformisation, l'abcès froid, donnant ainsi issue à une grande quantité de liquide, à caractères tuberculeux; puis introduisant une sonde dans un canal, dirigé de bas en haut, j'ai prolongé l'extrémité supérieure de l'incision, et j'ai réséqué la 12ᵉ côte. Après le décollement de la plèvre, j'arrivais à la 11ᵉ et 10ᵉ vertèbre dorsale. Cette dernière présentait sur sa partie latéro-vertébrale droite un foyer tuberculeux. On fait son curettage et on le tamponne avec de la gaze iodoformée.

Le résultat fut très bon. Après six semaines, la plaie était guérie, et l'état parésique disparut, de sorte que le malade pouvait marcher, appuyé sur une canne.

Par des informations que nous avons recueillies plus tard, nous apprîmes que le malade vécut encore 1 an et demi, qu'il pouvait marcher très bien, et qu'à la fin, il mourut d'une tuberculose pulmonaire.

IIIᵉ Observation (Obalinski).

L. V., jeune fille de 18 ans, très débile, se présente le 14 janvier 1896, avec une fistule thoracique datant de quelques mois, à la suite d'une autre opération, qui sécrétait une quantité considérable de matière purulente. La percussion donnait de la matité, à droite et tout près de la colonne vertébrale, et, dans le 6ᵉ espace intercostal on observe une cicatrice au milieu de laquelle se trouve une fistule de la grosseur d'un petit pois. La sonde, introduite dans la fistule, se dirigeait en bas et en haut vers la colonne vertébrale. L'auscultation dénotant dans cette partie une respiration normale, j'ai soupçonné qu'il ne s'agissait pas dans ce cas seulement d'une simple fistule, à la suite d'une thoracentèse, mais d'une agglomération de matière entre la plèvre costale et la colonne vertébrale.

Mes soupçons furent confirmés par la dilatation de la fistule et son exploration digitale.

Pour arriver au foyer suppurant, j'ai employé la méthode décrite par Quénu et Hartmann, réséquant 3 côtes (4, 5, 6) tout près de leurs angles postérieurs, dans une longueur de 5 centimètres, et, j'ai commencé à décoller lentement la plèvre qui cédait difficilement,

et, malgré toutes les précautions prises, on ne put éviter sa perforation, et l'air entra dans le sac pleural avec un bruit assez per-
ceptible. L'ouverture fut immédiatement tamponnée avec de la
gaze stérilisée et ensuite on acheva le décollement de la plèvre.
Ainsi procédant, j'arrivai à l'abcès qui se trouvait tout près et
devant la 4ᵉ et 5ᵉ vertèbre dorsale. Près de 200 grammes de
liquide purulent s'écoula, sans pouvoir pénétrer dans le sac pleural,
l'ouverture étant bien tamponnée. La caverne et surtout la 4ᵉ vertèbre dorsale furent curettées et tamponnées avec de la gaze iodoformée. Les suites de l'opération furent bonnes. Seulement, la
malade accusait une respiration difficile (pneumothorax). Mais,
après quelques jours, la respiration redevint normale et la plaie se
couvrit de granulations. Guérison complète et mine superbe après
trois mois.

IVᵉ Observation (Obalinski).

A. G., jeune fille de 19 ans, anémique et mal nourrie, est reçue
dans le service le 19 mars 1896 avec des fistules suppurantes
dans la région inguinale droite, à la suite de l'ouverture d'un abcès
froid. La sonde, introduite dans la fistule, pénétra jusque dans la
région de la dernière vertèbre dorsale. Restait donc à chercher le
foyer et dans ce but il fallut faire une incision tégumentaire dans
la direction de la marge externe du muscle sacro-lombaire droit,
prolongée en haut jusqu'au thorax; résection des deux dernières
côtes et décollement de la plèvre costale. Aussi, dans ce cas, la
plèvre a été un peu perforée et immédiatement tamponnée avec de
la gaze stérilisée. Le décollement complet de la plèvre fut heureu-
sement terminé, et on arriva dans la région de la 10ᵉ vertèbre
dorsale, où on découvrit la source purulente, représentée par un
foyer plein de détritus caséeux et de fragments d'os. Après l'évacuation du foyer, on fait son curettage et puis on le remplit avec
de la gaze stérilisée iodoformée.

Les premiers jours furent désagréables pour la malade, à cause
de la blessure pleurale, qui provoqua un pneumothorax, ce qui
passa après quelques jours, et la plaie se couvrit de bonnes granulations. Après trois mois, la malade quitta l'hôpital beaucoup amé-
liorée. Les fistules de la région inguinale étaient complètement
fermées, mais une fistule persista dans le lieu de la plaie opératoire
thoracique.

*V*ᵉ *Observation* (Obalinski).

J. S. homme de 33 ans, entra le 23 juin 1896 dans l'hôpital avec une fistule suppurante, datant de 5 mois, dans la région lombaire gauche, produite par l'ouverture d'un abcès, et qui affaiblissait beaucoup le malade, qui autrement était bien fort. La sonde, introduite dans la fistule, pénétra en haut dans la direction de la 9ᵉ ou 10ᵉ vertèbre dorsale; ainsi on n'avait qu'à chercher le foyer dans cette direction pour le détruire, les autres vertèbres étant normales.

Dans ce but, d'après les indications de QUÉNU et HARTMANN, mais sur un niveau plus inférieur, on réséqua les deux dernières côtes, on décolla la plèvre costale et, de cette manière. on trouva le foyer purulent localisé entre la 5ᵉ et la 6ᵈ vertèbre dorsale, non seulement du côté gauche, mais aussi du côté droit. Toute la caverne suppurante et surtout les faces antérieures des deux vertèbres décollées de périoste furent curettées, tamponnées avec de la gaze iodoformée. La guérison de la plaie fut normale, de sorte que le malade quitta l'hôpital, après six semaines, complètement rétabli.

*VI*ᵉ *Observation* (Obalinski).

Jeune ouvrier de 21 ans se présenta le 3 février 1896, au pavillon des consultations chirurgicales dans un état désolant, avec une température très élevée, disant qu'il n'avait rien pu avaler depuis 3 jours. Il fut immédiatement reçu, ne pouvant ni marcher ni même se tenir debout. A l'examen du malade, on découvrit, dans la partie latérale droite du cou, un gonflement à peine visible et point douloureux, une grande prostration, une température de 39°,5 et 120 pulsations. Impossibilité d'introduire une sonde œsophagienne.

Le 4 février 1896, on incisa cette petite tumeur de laquelle il s'écoula plusieurs cuillers d'un liquide fétide et décoloré. Le jour suivant le malade se trouvait beaucoup mieux, de sorte qu'il pouvait avaler des liquides, la température avait baissé à 38°,7 et il raconta qu'il était probable que son état actuel avait été produit par l'avalage d'un fragment d'os, il y a à peu près deux semaines. Les recherches laryngologiques, faites dans le pavillon spécial, où le malade s'était présenté avant d'entrer dans notre service, n'ont pu découvrir aucun corps étranger.

Mais l'amélioration ne dura pas longtemps, la température s'éleva de nouveau et des détritus fétides sortaient par la plaie. J'ai fait le diagnostic d'un phlegmon septique du médiastin postérieur et je voulus pratiquer le lendemain l'opération indiquée par Quénu et Hartmann, mais le malade mourut pendant la nuit.

Alors, j'ai pratiqué l'opération sur le cadavre et *quoique la résection costale fût faite du côté droit, la plèvre costale se décolla sans accidents, de sorte qu'on pouvait pénétrer facilement sur ce chemin au phlegmon du médiastin postérieur et introduire un tube de drainage à travers les deux plaies.*

Pour être plus complet, il faut ajouter qu'on ne trouva aucun corps étranger ni aucune trace de violence traumatique sur les organes. Le diagnostic anatomo-pathologique fut : *gangrena textus peripharyngealis : Pleuritis serofibrinosa ambilateralis ; pericarditis serofibrinoso.*

A la fin de son travail, Obalinski insiste sur l'importance et l'issue heureuse de ces interventions, qui, d'après nous, seraient plutôt des empyèmes intramédiastinaux postérieurs, avec résections costales plus ou moins étendues, faites pour des abcès vertébraux ossifluents, que des véritables pénétrations profondes intramédiastinales, telles qu'elles ont été imaginées par Nasiloff pour les affections de l'œsophage intramédiastinal.

Sans nier l'importance de ces interventions, qui constituent peut-être les premiers jalons, portés avec succès par la thérapeutique chirurgicale sur un terrain que le couteau du chirurgien a peu exploré chez l'homme vivant et jugé autrefois inabordable, nous ne pouvons pas leur accorder la même importance qu'aux opérations difficiles, tentées tout récemment par Rehn dans des cas de rétrécissements cancéreux et cicatriciels infranchissables de l'œsophage intra-médiastinal (Voy. plus loins aux chapitres respectifs).

D'ailleurs, des résections costo-vertébrales postérieures plus ou moins analogues à celles d'Obalinski pour des caries osseuses et affections médullaires (Chipault) (1) ont été pratiquées avant

------

(1) Chipault. Chirurgie opératoire du système nerveux, t. II, p. 66.

lui par d'autres chirurgiens ; Trèves (1), Schoefer (2), Boeckel's, Auffret (3), Vincent (4), Menard (5), mais sans suivre dans leurs opérations les indications de Nasiloff et sans avoir l'intention d'ouvrir spécialement des abscès intramédiastinaux.

Donc, le mérite bien évident d'Obalinski est *qu'il préconisa et établit pour la première fois par ses interventions le traitement opératoire bien réglé et systématisé des abcès intramédiastinaux.*

En ce qui concerne le choix du côté dorso-thoracique par lequel l'accès dans le médiastin serait le plus favorable, Obalinski, *contrairement à l'opinion de Quénu et Hartmann qui recommandent la pénétration exclusivement par le côté gauche, soutient que, pour lui, cette élection n'a aucune importance, et, qu'il pénètre indifféremment du côté droit ou du côté gauche, en se guidant d'après le siège du mal.*

A ce point de vue, s'il est vrai que Quénu et Hartmann en 1891 par leur communication « *sur les voies de pénétration chirurgicale dans le médiastin postérieur* » sont tombés dans l'erreur en déclarant comme seul possible l'accès par le côté gauche, il n'est pas moins vrai qu'en 1896 Obalinski *tombe dans l'erreur tout à fait contraire en recommandant de pénétrer indifféremment d'un côté ou de l'autre d'après le siège du mal.*

En 1894 par mon travail « *sur l'œsophagotomie intrathoracique par le médiastin postérieur* » j'ai insisté assez sur le tort qu'ont eu Quénu et Hartmann, se confiant trop dans les coupes thoraciques de l'Atlas de Braune, pour affirmer l'impossibilité de la pénétration intramédiastinale par le côté dorso-thoracique droit. Et ici, je veux insister aussi sur le tort qu'a eu Obalinski en 1896 en soutenant *qu'il est indifférent de pénétrer dans le*

---

(1) Treves. The direct treatment of psoas abcess with caries of the spine. *Med. chir. Transactions*, 1884.

(2) Schoefer. *Journ. of the Amer. med. Assoc.*, 1891, t. II, p. 943.

(3) Auffret. *Bull. Acad. méd. et Arch. de méd. navale*, 1892 et 1894. *Congrès de chir.* Lyon, 1894, p. 586.

(4) Vincent. *Revue de chir.*, 1892, p. 276 et 379. *Congrès de chir.*, Lyon, 1894, p. 582.

(5) Menard. *Congrès de chir.* Lyon, 1894, p. 645.

médiastin postérieur d'un côté ou de l'autre non seulement dans les abcès intra-médiastinaux mais aussi dans les affections de l'œsophage intra-thoracique.

Si nous sommes d'accord avec cet auteur en ce qui concerne *la thoracotomie postérieure unilatérale ou bilatérale préconisée par lui dans l'empyème des abcès intramédiastinaux*, nous ne sommes pas du tout de son avis pour soutenir *qu'il serait aussi indifférent de pénétrer d'un côté ou de l'autre de la colonne dorsale dans toutes les affections profondes développées dans le médiastin postérieur (corps étrangers, rétrécissements infranchissables cancéreux ou cicatriciels de l'œsophage intrathoracique, etc).*

Pour ces dernières affections nous soutiendrons toujours, *que la voie d'élection est le côté latéro-vertébral droit pour les raisons que nous exposerons dans les chapitres respectifs de ces diverses maladies.*

Au point de vue du siège de ces deux catégories d'affections, il ne faut pas oublier *qu'il y a une grande différence entre un abcès intramédiastinal qui a son siège presque toujours dans l'espace rétro-viscéral immédiatement devant ou sur les côtes de la colonne vertébrale et les affections de l'œsophage qui se trouvent à quelques centimètres devant et à droite de la même colonne.* Ces sièges, différents au point de vue anatomo-pathologique, nécessitent naturellement des précautions plus grandes et la recherche d'une voie plus commode et moins périlleuse pour une catégorie de lésions que pour l'autre. Cette assertion, que nous avons soutenue en 1893 appuyé sur des recherches anatomo-physiologiques, *a été pleinement confirmée par Rehn qui, dans deux interventions sur l'homme vivant, a pénétré dans le médiastin postérieur par le côté latéro-vertébral droit et soutient que ce chemin est le plus commode et le moins périlleux, contrairement aux opinions* de Nasiloff, Quénu et Hartmann.

Outre que les interventions d'Obalinski ont été du fait de leur siège plus superficiel moins difficiles, leur diagnostic a été aussi facilité par des abcès froids externes ou même des fistules qui ont beaucoup aidé à la recherche du siège primitif de la lésion, ce qui n'arrive pas souvent dans les affections des autres organes profonds.

Dans les cas d'abcès intramédiastinaux, la thoracotomie postérieure, qui dans l'œsophagotomie intra-médiastinale représente le 1ᵉʳ temps (préliminaire) de l'opération, constitue presque toute l'opération ; car, dès que la résection costale est faite, en détachant la plèvre des têtes costales et des parties latérales des vertèbres, on tombe sur l'abcès, et l'opération se termine par son ouverture et son curettage. La seule difficulté surgit pendant le décollement de la plèvre, qui, rendue très fragile par l'altération de sa structure, au contact prolongé du pus, peut se rompre et compliquer l'opération *de collapsus, de pneumothorax traumatique* ou de *pyopneumothorax* par la pénétration de l'air ou du pus dans les sacs pleuraux. Le pneumothorax traumatique, malgré toutes les précautions prises, n'a pu être évité dans deux cas d'OBALINSKI ; mais hors une légère dyspnée qui s'est produite pendant l'opération et dura quelques jours, l'opérateur nous dit que ses malades n'ont pas souffert et n'ont eu aucune autre complication.

Les mêmes accidents avec les mêmes suites se sont produits dans les deux cas opérés par REHN.

Comme on le voit d'après ces opérations et d'après ce que nous permettent de croire les expériences physiologiques, il paraîtrait que les perforations pleurales ne constituent pas des accidents aussi graves qu'on le croyait jusqu'à présent, quand le chirurgien prend la précaution de les tamponner immédiatement et d'éviter la pénétration du pus dans les sacs pleuraux. Et même dans les cas, compliqués de pyopneumothorax, on a pu voir des guérisons : telle est l'observation de LANGENBECK citée par ZIEMDIOKI, où il s'agissait d'un phlegmon du médiastin postérieur, ouvert spontanément dans la plèvre ; pleurésie purulente ; opération de l'empyème ; guérison.

Sur sa statistique de 13 cas, OBALINSKI cherche à établir la proportion de fréquence de ces ruptures. Ainsi, dans ces 13 cas, il y a eu 3 perforations pleurales, c'est-à-dire 23 pour 100 ; et si on ne comptait pas les 2 opérations cadavériques (Ziembicki et Obalinski) la proportion serait réduite à 2 perforations pour 11 cas, c'est-à-dire à 18 pour 100.

Aussi les collapsus, à la suite de ces piqûres, ne sont pas toujours des accidents aussi graves qu'on le prétend en général; car, nous pouvons conclure des cas de rupture observés pendant l'opération sur l'homme, et de nos expériences physiologiques (1) sur les chiens qu'aucun autre accident ne paraît être à redouter, si ce n'est une dyspnée plus ou moins prononcée, apparaissant pendant l'intervention et persistant quelques jours.

En résumé :

Avec Ziembicki, Krynski et Obalinski nous préconisons comme traitement chirurgical de choix pour les abcès du médiastin postérieur *l'empyème fait par la thoracotomie postérieure unilatérale ou bilatérale* d'après le siège du mal, et dans les parties les plus inférieures des gouttières latéro-vertébrales *pour pouvoir établir ainsi un écoulement facile du pus dans les parties les plus déclives de la cavité du médiastin postérieur.*

Une fois le diagnostic posé, l'intervention doit être faite de bonne heure si le chirurgien veut éviter les désastres provoqués par une longue et abondante suppuration, qui entraîne la déchéance organique ainsi que différentes complications, soit de la part des organes intramédiastinaux soit de la part des organes limitrophes (complications pleuro-pulmonaires, ou cardio-péricardiques, etc).

La première partie (extra-thoracique) de l'empyème intramédiastinal sera identique au premier temps de l'œsophagotomie intrathoracique, décrite dans le chapitre suivant, mais sur un niveau plus inférieur.

La fenêtre thoracique intéressera, suivant le cas, les 2-3-4-5 côtes droites ou gauches; et, les morceaux réséqués en dehors

---

(1) A ce point de vue, les phénomènes respiratoires, survenus à la suite de ces perforations pleurales sur l'homme vivant, sont identiques à celles que nous avons observés sur les chiens en 1893. (Voy. l'œsophagotomie intrathoracique.)

des tuberosités de ces côtes seront longs de 3-6 centimètres. Le décollement pleuro-costal et pleuro-vertébral doit être fait avec beaucoup de précaution pour éviter, autant que possible, les perforations pleurales et leurs conséquences plus ou moins graves (collapsus, pneumothorax traumatiques, pyopneumothorax). L'abcès ouvert, on élimine le pus, les détritus, les fongosités et les séquestres osseux, si la suppuration a sa source dans un foyer d'ostéite tuberculeuse vertébrale ou vertébro-costale. Puis, on fait le curettage des parois de la poche suppurante et des foyers morbides ; après quoi, on termine l'opération par le drainage de la cavité pour pouvoir pratiquer ensuite des lavages antiseptiques.

De cette manière, nous croyons qu'en peu de temps, la thérapeutique chirurgicale sera définitivement en mesure de traiter les abcès du médiastin postérieur, et qu'à l'avenir le pronostic de ces affections ne sera plus aussi sombre que par le passé.

CORPS ÉTRANGERS DE LA PORTION INTRATHORACIQUE
DE L'ŒSOPHAGE

Les corps étrangers de l'œsophage, des plus variés comme *nature*, comme *forme*, comme *consistance* et comme *siège*, ont aussi une provenance des plus bizarres, et, c'est à cause de cette variété infinie qu'on trouve une classification différente dans presque tous les traités classiques.

Avec ADELLMANN nous les diviserons en :

1° Corps étrangers avec *surface rugueuse, pointue, angulaire*, tels que : fragments osseux, arêtes de poisson, bouts de tuyaux de pipes, aiguilles, épines, clous, dards, sondes, chevilles, dents, noyaux de fruits, barbes des épis, hameçons, râteliers et obturateurs, morceaux de verre, tessons, pièces de monnaie, canifs, fourchettes, etc. ;

2° Corps étrangers à *surface lisse*, de dimensions moyennes :

a) *Mous :* morceaux de viande, pommes de terre, boules de pain, animaux vivants, fruits, œufs, gâteaux, étoffes, etc. ;

b) *Durs :* cailloux, anneaux, boutons, dés, clefs, cadenas, cuillers, morceaux de bois, de cuir, etc. ;

3° Corps étrangers, dont la nature *ne peut être déterminée*, c'est-à-dire sur lesquels le malade *ne peut donner aucun renseignement*.

Pour être fidèle au titre de ce chapitre, *nous nous occuperons seulement des corps étrangers arrêtés et fichés dans la portion intrathoracique (intramédiastinale) de l'œsophage et dont l'extraction nécessiterait une intervention sanglante.*

Ces affections provoquent assez souvent des accidents de la dernière gravité, pour attirer toute notre attention.

Si on pouvait faire une statistique exacte des victimes des corps étrangers de la portion intrathoracique de l'œsophage, relatés dans la littérature médicale et surtout de ceux qui n'ont pas été relatés, on verrait à quel point est considérable le nombre des cas fâcheux.

De cette manière, on pourrait appeler davantage l'attention des chirurgiens sur les corps étrangers, implantés dans les parois de l'œsophage intramédiastinal et montrer l'urgence de moyens d'extraction plus efficaces que ceux qu'on a préconisés jusqu'à présent.

Au point de vue de ces moyens, on trouve déjà dans la littérature médicale quelques études faites par NASILOFF (1888), QUÉNU et HARTMANN (1891) et POTARCA (1893 et 1894), qui, à la suite de leurs recherches expérimentales (cadavériques et physiologiques), ont proposé, à tour de rôle, *l'œsophagotomie intrathoracique par le médiastin postérieur* comme dernière ressource de la thérapeutique chirurgicale.

Malheureusement, jusqu'à l'heure actuelle, nous croyons que cette intervention n'a pas encore été faite sur l'homme dans les cas de corps étrangers, quoique nous la trouvions très indiquée et qu'elle nous paraisse présenter le plus de chances de réussite.

Nous croyons le moment d'autant plus opportun pour les chirurgiens pour sortir enfin de leur expectative, vis-à-vis de ces affections, *qu'ils ont à présent à leur disposition la nouvelle et précieuse méthode d'investigation des rayons X, grâce à laquelle on peut déterminer précisément le siège, le volume et la forme des corps étrangers, introduits dans les différentes régions du corps.*

D'autre part, aujourd'hui qu'on a tenté sur l'homme d'aborder l'œsophage par le médiastin postérieur *dans les cas de rétrécissements cancéreux et cicatriciels de l'œsophage intrathoracique* (REHN), *l'œsophagotomie intrathoracique par cette voie, pour les corps étrangers qui ont résisté à toutes les autres manœuvres d'extraction, doit être à plus forte raison, croyons-nous, la méthode de choix.*

Les accidents, produits à la suite de l'implantation et du séjour des corps étrangers dans les parois de l'œsophage, sont des plus variés, et leur gravité plus ou moins grande dépend *du volume, de l'irrégularité* et *du niveau de leur implantation.*

Le lieu où s'arrêtent et se fixent le plus habituellement les corps étrangers dans la portion intrathoracique de l'œsophage se trouve *compris entre la 4ᵉ et la 6ᵉ vertèbre dorsale, c'est-à-dire au niveau où son calibre normal est plus étroit, et présente deux étranglements physiologiques, l'un aortique et l'autre bronchique* (Voy. la description anatomique dans le 1ᵉʳ chapitre).

Les accidents les plus graves et les plus fâcheux se sont produits d'une part avec les chirurgiens abstentionnistes du fait des lésions provoquées par le séjour trop prolongé des corps étrangers au contact des organes intrathoraciques; et d'autre part avec les chirurgiens interventionnistes, à la suite soit de manœuvres d'extraction ou de propulsion forcées, soit d'interventions sanglantes cervicales, l'opérateur, par ces méthodes, travaillant toujours dans l'obscurité.

Après l'une ou l'autre de ces conduites, on a vu plus d'une fois survenir: *ulcérations, suppurations* et *perforations des parois œsophagiennes et des organes voisins (crosse de l'aorte, aorte descendante, veines caves, tronc artériel et veineux brachio-céphaliques, artères carotide primitive et sous-clavière gauches vers leur origine, artères et veines pulmonaires, trachée, bronches, et surtout la bronche gauche)* suivies *des hémorragies les plus foudroyantes* et *des complications les plus redoutables* comme: *gangrènes des parois œsophagiennes et périœsophagiennes, pneumonies, péricardites et pleurites traumatiques infectieuses; gangrènes et œdèmes pulmonaires, médiastinites suppurées postérieures, antérieures ou antéro-postérieures, dénudations des vertèbres et même ouverture du canal rachidien, pyémies, septicémies, asphyxies, inanitions,* etc.

En étudiant d'une part les cas rapportés par les traités classiques et d'autre part les pièces que possèdent les musées anatomo-pathologiques, on peut se rendre compte des ravages que peuvent produire les corps étrangers de la portion intramédiastinale de l'œsophage, laissés à la merci du temps ou extraits par des manœuvres chirurgicales forcées (par les voies naturelles).

Le cas suivant observé pendant mes premières études médicales dans le service du Pʳ Severeanu, de Bucharest, peut servir de type au point de vue des accidents redoutables qui surgissent quand le corps étranger, irrégulier et muni d'angles très aigus, s'est fiché dans les parois de la portion intrathoracique de l'œsophage (1).

C. V..., lieutenant, âgé de 24 ans, entre dans le service le 3 février 1889, et raconte qu'après s'être couché et endormi la veille vers 10 heures du soir il fut brusquement réveillé, après une heure de sommeil, par un accès de toux et une sensation anormale dans la gorge. Ayant fait alors plusieurs mouvements de déglutition, il avala son râtelier, muni de 2 dents artificielles, qu'il ne détachait pas souvent pendant la nuit. Depuis quelques jours, il souffrait d'une bronchite et crut qu'un accès de toux avait disloqué son dentier.

Il appela immédiatement quelques médecins de l'endroit (Craiova) qui lui administrèrent des vomitifs. Mais, voyant l'insuccès de ces médicaments, il prit le train et partit pour Bucharest la nuit même.

Reçu dans le service le lendemain (3 février), j'ai essayé d'abord d'extraire le corps étranger avec le panier de de Graefe et avec des pinces œsophagiennes, mais je ne réussis pas. Le dentier se sentait très bien, était très fixe et fiché dans les parois de la portion intrathoracique du canal alimentaire. Un petit accident survint alors; le panier introduit s'accrocha au dentier et ne put être extrait qu'avec une grande difficulté et après de fortes tractions. Le panier sorti, on remarqua qu'il avait ramené un petit morceau de viande. Le malade, après ces manœuvres infructueuses, fut laissé en repos jusqu'au lendemain.

Le 4 février, après de nouvelles tentatives infructueuses d'extraction par la bouche avec les pinces œsophagiennes, on a chloroformisé le malade et pratiqué l'œsophagotomie externe. L'extraction a été très difficile; le dentier fut extrait avec beaucoup de difficultés et après de fortes tractions. Les bords de la plaie opératoire, étant très contusionnés par les nombreuses manœuvres employées pour extraire le corps étranger, n'ont pas été suturés, mais seulement mis en contact à l'aide de quelques pinces fixes à dents.

---

(1) Severeanu (C.-D.). Compte rendu des opérations exécutées dans le service de la première clinique chirurgicale pendant les années 1888 et 1889, p. 34, 1890, Bucharest (en roumain).

Le dentier était composé d'une plaque en or qui portait deux dents incisives (fig. 18 et 19). La plaque avait une étendue de 53 millimètres dans le diamètre transversal, était dentée et très irrégulière sur son bord antérieur pour pouvoir se fixer solidement aux dents. Vers l'une de ses extrémités elle avait aussi un crochet très aigu à l'aide duquel elle se fixait sur une dent.

En résumé, la plaque qui ne portait que deux dents était très volumineuse, irrégulière et avec des bords dentelés et pointus.

Cette conformation de la plaque et ses grandes dimensions nous expliquèrent assez pourquoi ce dentier s'était si solidement fiché dans les parois de l'œsophage et pourquoi il s'accrochait si facilement aux parois du canal alimentaire pendant l'extraction.

Le 5 février, on changea le pansement qui était imbibé ; on ôta les pinces et introduisit un tube à drainage.

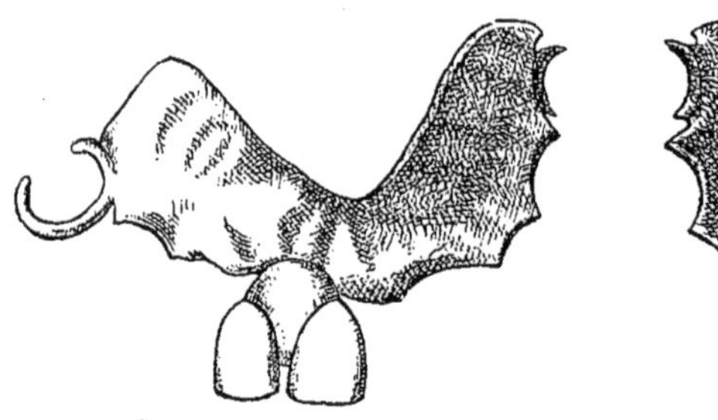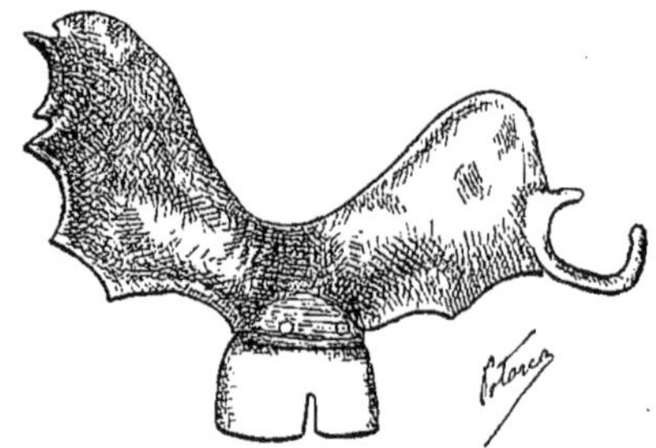

Fig. 18. — Face antérieure.   Fig. 19. — Face postérieure

Dentier fiché dans les parois de l'œsophage intrathoracique
(grandeur naturelle, d'après Severeanu).

Les pansements furent régulièrement changés les jours suivants, à cause de leur imbibition et de l'odeur fétide qui se dégageait de la plaie. Aucune alimentation jusqu'au 9 février où l'on commença à donner du lait, du vin et des œufs au moyen d'une sonde.

Le 10 février, la température s'éleva et l'odeur fétide fut plus prononcée.

Le 12 février, vers 5 heures de l'après-midi, le malade succomba après quelques lipothymies et un léger délire.

L'autopsie faite, on trouva l'œsophage perforé dans plusieurs endroits par les bords irréguliers et très aigus du dentier.

Au niveau de l'une de ces perforations on trouva un abcès intramédiastinal gangréneux, point de départ de l'infection qui, onze jours après le début des accidents, emportait le malade.

Beaucoup de chirurgiens ont sûrement vu se dérouler devant eux de semblables drames ; et, c'est la gravité de ces accidents et l'impuissance des moyens thérapeutiques préconisés jusqu'à présent, qui doivent décider les chirurgiens à recourir *à l'œso-phagotomie intrathoracique par le médiastin postérieur.*

Si notre habile maître SEVEREANU n'a pas employé ce procédé, qui est tout indiqué en pareil cas, c'est parce qu'à cette époque le travail de NASILOFF venait de paraître et était à peine connu dans la littérature russe.

Quant à l'extraction de RICHARDSON (1) ou la propulsion de BULL (2) par la voie stomacale, nous ne les croyons pas dans de telles circonstances aussi nettement indiquées que l'œsophago-tomie cervicale, puisque le chirurgien, dans ces interventions, travaille toujours dans l'obscurité et est exposé de ce fait à rompre les parois de l'œsophage par des manœuvres de déplacement d'un corps bien enclavé dans les parois de l'œsophage intrathoracique.

La présence indubitable du corps étranger étant établie par les données commémoratives, auxquelles d'ailleurs le chirurgien ne doit pas trop se rapporter s'il ne veut pas avoir de fâcheuses surprises, et surtout par les explorations internes et externes (cathétérisme, œsophagoscopie, radiographie, radioscopie, etc.), il faut préciser encore la nature, le siège, la position, la forme, la grandeur de ce corps ainsi que la possibilité de l'extraire par les voies naturelles.

Si, à la suite de toutes ces investigations précises et prudentes, le chirurgien arrive à conclure qu'il faut recourir à l'œsophago-

---

(1) RICHARDSON (M.-H.). A case of gastrostomy, digital exploration of the œso-phagus and removal of plate of teeth. Recovery. *Boston med. and Surg. Journ.*, 16 décembre 1886.

(2) BULL (W.-T.) Gastrostomy for digital exploration of the œsophagus and re-moval of a foreign body. *New-York med. Journ.*, 29 octobre 1887.

tomie intrathoracique, comme à la dernière ressource thérapeutique, *la résolution d'intervenir doit être ferme et exécutée de bonne heure si l'on veut éviter les lésions des parois œsophagiennes et des organes voisins par la présence du corps étranger.*

Le tâtonnement, l'ajournement, l'incertitude et l'indécision du chirurgien ne seront que nuisibles au malade en diminuant les chances de réussite de l'opération.

Plus condamnable encore sera l'expectative qui dans de tels cas a toujours été suivie des résultats les plus funestes.

C'est à propos de l'extraction par l'œsophagotomie cervicale d'un corps étranger fixé vers les parties supérieures de la région intrathoracique de l'œsophage, que déjà en 1832, BÉGUIN (1) condamnait l'expectative ou la temporisation, souvent plus dangereuses pour le malade que l'intervention sanglante, en disant : « si le malade guérit, on s'applaudit sans doute de l'inaction « que l'on a choisie ; mais, s'il succombe, qui absoudra le chi- « rurgien d'être resté le spectateur impassible d'un événement « aussi déplorable. »

En faveur de l'opportunité de l'intervention précoce, nous pouvons citer la statistique de FISCHER, complétée par celle de GROSS (2), qui, sur 121 cas d'œsophagotomie cervicale indique une mortalité de 20 pour 100 pour les opérations faites dans les trois premiers jours après l'accident, de 38 pour 100 lorsqu'on attend davantage.

En agissant ainsi, on peut épargner les forces du malade et éviter la déchéance de son organisme qui est la conséquence fatale de la tergiversation du chirurgien et de l'emploi sans aucun espoir de réussite des moyens les plus bizarres, depuis les vomitifs et les coups de poing dans le dos préconisés par AMBROISE PARÉ jusqu'à l'œsophagotomie cervicale de VERDUC *qui resteront toujours des interventions aveugles pour les corps*

---

(1) BÉGUIN. Mémoire sur les corps étrangers ingérés et passés dans les voies aériennes ou arêtes dans l'œsophage. *Mém. de méd. militaire.* Paris, 1833, t. XX.

(2) GROSS. De l'œsophagotomie externe pour extraction de corps étrangers de l'œsophage. *Semaine médicale.* Paris, 1891, p. 45.

implantés dans les parois de la portion intramédiastinale de l'œso-
phage.

Nous n'insisterons pas non plus ici sur la longue série des :
crochets (J.-L. PETIT), pinces, paniers (DE GRAEFE), extracteurs
(COLLIN), curettes (LEROY), dilatateurs, parapluies (FERGUS-
SON), etc., imaginés à différentes époques pour l'extraction des
corps étrangers de l'œsophage et qui, s'ils ont dans certains cas
rendus quelques services, ont été dans beaucoup d'autres la cause
de perforations et d'hémorragies mortelles.

Donc, dans les cas de corps étrangers fichés dans la portion
intra-thoracique de l'œsophage et qui n'ont pu être extraits par
les méthodes de douceur, *nous croyons que la meilleure conduite*
sera d'intervenir par une œsophagotomie intrathoracique, qui
seule permettra au chirurgien de tomber sur le corps étranger, au
grand jour, et de l'extraire par une petite boutonnière œsopha-
gienne sans dilacérer les parois par d'autres manœuvres intem-
pestives.

Nous ne pouvons mieux montrer l'opportunité de cette intervention qu'en répétant les propres paroles du Pr TERRIER (1),
prononcées en 1870 en faveur de l'œsophagotomie cervicale :
« Pour résumer notre pensée, nous dirons qu'imitant la conduite
« du chirurgien, qui est appelé auprès d'un malade atteint de
« hernie étranglée et qui ne le quitte qu'après avoir réduit ou
« opéré la hernie, le praticien ne doit guère quitter le malade qui
« a un corps étranger arrêté dans l'œsophage, qu'après l'en avoir
« débarrassé, soit en enlevant ce corps par la bouche, soit en le
« poussant dans l'estomac, soit enfin en pratiquant l'œsophago-
« tomie externe. »

Si l'urgence de l'œsophagotomie cervicale est très bien montrée
par cette heureuse et juste comparaison, *nous croyons que l'ur-*
gence de l'œsophagotomie intrathoracique, pour les corps étrangers
solidement implantés dans les parois de l'œsophage intramédiastinal

---

(1) TERRIER. De l'œsophagotomie externe. *Thèse*, Paris, 1870.

et qui ont résisté à toutes les autres tentatives d'extraction, est plus impérieuse encore à cause des accidents qui peuvent être plus redoutables dans le thorax que dans le cou et « que rien ne peut faire « prévoir avant leur manifestation ni faire cesser lorsqu'ils ont « lieu », comme dit Béguin.

Recherches expérimentales pour trouver le chemin le plus commode et le plus inoffensif transmédiastinal vers l'œsophage.

En 1888, parut pour la première fois en Vratch de Saint-Pétersbourg une intéressante publication de Nasiloff, intitulée *œsophagotomia et resectio-œsophagi endothoracica* » (7).

Dans cette étude originale, l'auteur russe constatant les résultats presque nuls du traitement des cancers de la portion intrathoracique de l'œsophage employé jusqu'alors, imagina et pratiqua le premier *l'œsophagotomie intrathoracique par le médiastin postérieur sur le cadavre. Quoiqu'il recommande cette opération spécialement dans les cas de cancer limité de la portion intrathoracique de l'œsophage, il pense que, pratiquée sur le vivant, l'opération pourrait encore être indiquée dans les cas de corps étrangers de la portion intrathoracique de l'œsophage, dans les inflammations des divers organes du médiastin postérieur et donner des résultats favorables.*

Après avoir ainsi mentionné les indications possibles de cette opération, il décrit son procédé opératoire de la manière suivante :

Le cadavre étant placé sur le ventre, le bras gauche en haut, on fait une incision parallèle à la direction des apophyses épineuses dorsales, entre celles-ci et le bord spinal de l'omoplate gauche, à quatre travers de doigt en dehors des apophyses épineuses. L'incision, dont il ne détermine pas la longueur, est profonde jusqu'aux côtes ; à ses extrémités il pratique deux autres incisions en dehors de la colonne vertébrale. Après décollement du périoste, il résèque une portion des 3ᵉ, 4ᵉ, 5ᵉ et 6ᵉ côtes, et remarque que la fenêtre thoracique ainsi créée est d'autant plus commode, pour arriver à l'œsophage, que la résection des côtes

---

(1) Nasiloff. *Loc. cit.*

a été faite plus près de la colonne vertébrale. Il isole les vaisseaux intercostaux et pratique leur ligature. Puis, avec les doigts des deux mains, il décolle la plèvre et pénètre dans le médiastin postérieur. Quoique le tissu cellulo-graisseux soit abondant dans cette région, il recommande beaucoup de précaution dans le décollement pleural pour éviter sa perforation. Au fond de la plaie opératoire, à gauche du corps des vertèbres, on trouve l'aorte, à droite l'œsophage, reconnaissable à sa forme, ou par l'introduction d'une sonde œsophagienne. Après avoir reconnu la position de l'œsophage, il l'isole du tissu cellulaire ambiant, dans lequel on trouve encore la grande et la petite veine azygos, le nerf pneumogastrique et le canal thoracique. L'isolement se pratique à l'aide de deux pinces à dissection ; puis, quand l'œsophage est complètement isolé, on l'accroche avec un écarteur de LANGENBECK.

Arrivé à ce point de l'opération, s'il s'agit d'un cancer de cette portion œsophagienne, il fait deux incisions circulaires au-dessus et au-dessous de la tumeur, après avoir d'abord traversé les parois œosophagiennes, à l'aide d'une aiguille courbe armée d'un long fil de soie pour fixer l'œsophage. Ablation de la tumeur et suture des deux bouts du conduit œsophagien. S'il s'agit d'un corps étranger il attire l'œsophage à l'aide de deux pinces à griffes, l'incise parallèlement à son axe longitudinal et extrait par cette plaie le corps étranger.

Cette opération ne lui semble pas difficile à exécuter, excepté la suture des deux bouts de l'œsophage sectionné circulairement parce qu'il est difficile d'adapter parfaitement ces deux bouts coupés sans produire de plis, condition nécessaire pour que la réunion puisse se produire rapidement.

Il recommande la suture de CZERNY.

Si la néoformation a une étendue de plus de 3 centimètres, ou si les organes voisins sont aussi atteints, NASILOFF recommande de coudre le bout inférieur œsophagien aux lèvres de la plaie cutanée,

Quatre ans plus tard, QUÉNU et HARTMANN, de Paris, revenant

sur cette question, communiquèrent le 4 février 1891, à la *Société de Chirurgie* les résultats de leurs nouvelles recherches.

Dans leur communication, ces deux auteurs insistent de nouveau sur la nécessité, où peut se trouver le chirurgien à un moment donné, d'intervenir dans les affections des divers organes contenus dans le médiastin postérieur, interventions qui n'ont pas encore été tentées sur l'homme vivant en raison de la profondeur à laquelle on travaille et de la barrière pleuro-pulmonaire. D'après leurs recherches faites toujours sur des cadavres, ces obstacles ne leur paraissent pas insurmontables.

Puis ils décrivent leur procédé opératoire, qui est presque identique à celui de NASILOFF, mais avec les différences suivantes :

Ils font l'incision tégumentaire verticale, résèquent trois côtes (3ᵉ, 4ᵉ, 5ᵉ) *et recommandent d'aborder l'œsophage exclusivement par le côté gauche* tandis que NASILOFF préfère l'aborder par le côté droit pour la partie tout à fait inférieure de l'œsophage intrathoracique et par le côté gauche pour la partie supérieure.

QUÉNU et HARTMANN justifient leur exclusivisme par une disposition spéciale de la plèvre médiastinale droite qui s'insinuerait profondément derrière l'œsophage et recouvrirait sa face postérieure.

Cette disposition, ils ne l'ont pu trouver décrite dans aucun traité classique, mais seulement figurée sur les coupes thoraciques de l'Atlas de BRAUNE.

En terminant par les indications opératoires, ils ajoutent *à priori* à celles proposées par NASILOFF que les voies de pénétration intramédiastinale postérieure pourraient encore être utilisées dans les compressions bronchiques ou œsophagiennes par des tumeurs ganglionnaires aussi bien que dans la chirurgie pulmonaire. Ils préfèrent aussi l'œsophagotomie intrathoracique par la voie intramédiastinale à la gastrostomie de RICHARDSON.

Voilà, en résumé, le bagage scientifigue, qui était acquis à la science sur cette question jusqu'en 1893. C'est à cette époque que jugeant assez intéressantes au point de vue de leur avenir chirurgical les affections du médiastin postérieur et spécialement les affections de l'œsophage intrathoracique, nous avons entre-pris de nouvelles recherches sur *l'œsophagotomie intrathoracique par le médiastin postérieur* (1).

A cet effet, nous avons d'abord fait de nombreuses recherches anatomiques et physiologiques sur le cadavre et les animaux vivants, qui nous ont conduits à des résultats tout à fait différents de ceux de Nasiloff, Quénu et Hartmann, *en ce qui concerne la voie la plus commode et la moins périlleuse transmédiastinale de pénétration vers l'œsophage.*

Nous les résumerons ici ·

Au commencement de nos recherches, nous avons cherché, comme nos devanciers, à pénétrer dans le médiastin postérieur par le côté latéro-vertébral gauche. Mais, nous avons vite acquis la conviction qu'attaquer l'œsophage par ce côté était chose impraticable, *tant à cause des nombreux vaisseaux qui barrent le chemin qu'à cause de l'aorte qui s'adosse plus ou moins intimement à la plèvre médiastinale gauche.*

Nous avons alors cherché une autre voie plus commode par le côté latéro-vertébral droit et nous l'avons trouvée, en dépit des affirmations contraires qui tendent à la considérer comme impossible.

Quoique dans nos coupes thoraciques faites au niveau de la 7ᵉ et 8ᵉ vertèbre dorsale (voy. chap. 1ᵉʳ, fig. 10 et 11), on voie le coude rétro-œsophagien droit recouvrir presque la moitié corres-pondante de la face postérieure de l'œsophage, cette disposition constitue un obstacle plus apparent que réel, dès l'instant qu'il n'empêche pas du tout de ce côté l'abord de l'œsophage. En réalité, ce coude est si faiblement adossé aux parois œsopha-giennes, que, dès que la plèvre costo-vertébrale est détachée, il glisse en dehors, sans se rompre, sous la plus faible pression du bout des doigts, et, d'après nos dernières recherches, laisse à découvert la face postéro-latérale droite de l'œsophage entre la 2ᵉ

____

(1) Potarca (Jacob). *Loc. cit.*

ou 3ᵉ vertèbre dorsale en haut et la 9ᵉ ou 10ᵉ vertèbre dorsale en bas.

Le ligament interpleural, signalé par Morosow, étendu entre les parties tout à fait inférieures des deux coudes pleuraux rétro-œsophagiens, doit être très lâche — quand il existe (1) — et n'oppose lui non plus aucune résistance au déplacement du coude pleural droit.

Ainsi, dans aucune de nos œsophagotomies intrathoraciques par le côté droit, exécutées sur les cadavres, nous n'avons déchiré ce cul-de-sac, bien que le pneumothorax opératoire, qui, dans ce cas, surviendrait sur le vivant « soit moins à redouter qu'on ne « l'a cru autrefois » (Terrier) (2). Et cela, d'après les récentes recherches sur la physiologie et la pathologie pleuro-pulmonaire.

Aujourd'hui, la chirurgie pleuro-pulmonaire dispose de moyens plus ou moins efficaces pour remédier au pneumothorax traumatique et à ses conséquences, le collapsus. Ainsi, dans de pareils cas, on a conseillé les adhérences (De Cerenville, Goodlée, Laache, Neuber) ou les sutures préliminaires (Israel, Poirier, Péan, Roux de Lausanne) des deux séreuses pariétale et viscérale avant le décollement du feuillet pariétal; on a conseillé aussi d'entretenir la respiration par des manœuvres d'insufflation trachéale artificielle pendant l'opération (Tuffier et Hallion) (3); de saisir rapidement le poumon rétracté, de l'amener et de le suturer dans la plaie thoracique (Tuffier) (4); d'injecter lentement et progressivement soit de l'eau stérilisée (Vitzel) (5), soit de l'air stérilisé (Lawson) (6) et de substituer ainsi à un pneumothorax rapide, dans le premier cas un hydrothorax et dans le second cas un pneumothorax lents.

Comme nous le voyons, le chirurgien dispose aujourd'hui de

---

(1) Nous ne l'avons pas remarqué dans beaucoup de nos dissections.

(2) Terrier. Chirurgie de la plèvre et du poumon. *Progrès médical*, 1897; p. 78.

(3) Tuffier et Hallion. *Compte rendu Soc. de biol.*, 1896, p. 1047.

(4) Tuffier. Chirurgie du poumon, 1897, p. 14.

(5) Vitzel. *Centralblatt f. chirurgie*, 1890.

(6) Lawson. *Britisch. med. Journ.*, 1890.

moyens assez nombreux pour lutter contre l'asphyxie imminente, produite par un pneumothorax opératoire menaçant la vie du malade, ce qui est arrivé dans quelques cas de perforation pleurale (Quénu et Longuet) (5).

Mais, dans ces cas, la plèvre le plus souvent était rendue très fragile par le processus anatomo-pathologique; elle cédait et se déchirait quand on tentait de la décoller. D'après nos recherches anatomiques, la plèvre normale souple et élastique se détache assez facilement dans ces régions costo-vertébrales, seules régions où les plèvres pariétales soient plus adhérentes aux parois thoraciques.

Une fois la ligne de réflexien vertébro-médiastinale franchie sans accident dans le cours du décollement pleuro-pariétal, le coude rétro-œsophagien droit se déplace facilement. Malgré cela, le chirurgien doit être habitué à travailler avec délicatesse et prudence pendant tout le temps du détachement pleuro-pariétal pour éviter, autant que possible, les perforations des sacs pleuraux, plus dangereuses au point de vue du pneumothorax et des asphyxies rapides, dans une œsophagotomie intrathoracique, faite pour l'extraction d'un corps étranger, cas où la plèvre est presque toujours normale (si on intervient de bonne heure) que dans d'autres affections chroniques où se sont établies déjà des adhérences et symphyses pleuro-pulmonaires.

Il faudrait donc, avant de tenter une œsophagotomie intrathoracique, que l'opérateur ait présent à l'esprit ces éventualités contre lesquelles il doit être préparé à lutter.

Du côté gauche, contrairement aux opinions de Nasiloff, Quénu et Hartmann nous avons trouvé dans toutes nos expériences anatomiques et physiologiques pour aborder l'œsophage des difficultés insurmontables dues à l'aorte thoracique descendante qui barre le chemin et oblige l'opérateur à passer en avant

---

(5) Quénu et Longuet. Des tumeurs du squelette thoracique. *Revue de chir.*, 1898, p. 382.

ou en arrière pour rencontrer l'œsophage, caché à droite et un peu en avant.

Après de nombreux essais, nous avons pu nous convaincre qu'il est impossible de pénétrer en arrière de l'aorte, parce que, entre celle-ci et la colonne vertébrale dorsale se trouve un réseau vasculaire abondant, formé par les nombreux vaisseaux artériels et veineux intercostaux qui donnent lieu à une perte de sang considérable (sur les chiens) et dont il est impossible de faire l'hémostase.

A ce point de vue, on peut s'imaginer combien ce procédé serait dangereux pour le malade si le chirurgien ne parvenait pas à faire l'hémostase. Dans un cas semblable, le malade serait sûrement exposé à une hémorragie interne continue.

HARTMANN nous dit que, pour arriver à l'œsophage, il passa en avant de l'aorte (1).

Mais d'après nos recherches, cette voie est peut-être plus difficile et plus périlleuse encore que la première, car, indépendamment de l'hémorragie des petits vaisseaux collatéraux implantés sur la face antérieure de l'aorte et dont l'hémostase est d'autant plus difficile à réaliser qu'ils se trouvent cachés dans une grande profondeur, on s'expose aussi à la perforation presque inévitable de la plèvre médiastine gauche qui s'adosse intimement aux parois externes de l'aorte.

Malgré toutes les précautions prises et l'attention que nous avons mise en décollant cette plèvre, nous n'avons pu éviter sa perforation tant sur le cadavre que sur les chiens vivants.

En outre, de ce côté, l'aorte thoracique qui barre le chemin constitue elle-même un danger et un obstacle toujours menaçant pour le doigt qui la toucherait.

Aussi ne sommes-nous pas du tout de l'avis de QUÉNU et HARTMANN qui croient que la présence de ce vaisseau « ne gêne en aucune façon les manœuvres ».

---

(1) HARTMANN (H.) Œsophagotomie intrathoracique par le médiastin postérieur par Potarca. *Revue de chir.*, 1894, n° 5, p. 458.

Quoi qu'en disent ces auteurs, il est moins périlleux pour l'opéré et plus commode pour le chirurgien de n'avoir pas à rencontrer dans son champ opératoire un vaisseau artériel du calibre de l'aorte à côté de tant d'autres plus petits, surtout quand il est possible de l'éviter. Maintenant donc, que des essais ont été faits sur l'homme vivant (REHN), nous croyons que le chirurgien, qui tentera une œsophagotomie intrathoracique, n'hésitera plus et *choisira la voie latéro-vertébrale droite* pour atteindre, à travers le médiastin postérieur, les corps étrangers, fichés dans les parois œsophagiennes entre la 2ᵉ ou 3ᵉ vertèbre dorsale et la 9ᵉ ou 10ᵉ vertèbre dorsale.

En dehors de ces limites, les corps étrangers pourraient être souvent extraits par d'autres interventions moins difficiles.

Ainsi, en haut, on peut intervenir par une œsophagotomie cervicale qui sur une statistique de 26 cas, recueillis par Gaillard (1), pour des corps étrangers arrêtés vers la partie supérieure de l'œsophage intramédiastinal, a trouvé 4 morts, c'est-à-dire 15,4 pour 100.

En bas, on peut aussi intervenir par la gastrostomie de Richardson qui, en 1886, a extrait pour la première fois un dentier enclavé dans la région tout à fait inférieure (supra-cardiaque) de l'œsophage intrathoracique, par la voie stomacale.

En pratiquant l'œsophagotomie intrathoracique sur des chiens vivants nous avons fait aussi quelques remarques qui doivent être signalées :

1° Cette opération est plus pratiquable du côté latéro-vertébral droit que du côté gauche. On rencontre plus facilement l'œsophage ; l'hémorragie et les perforations pleurales sont beaucoup plus faciles à éviter ;

2° Sur les chiens, dont la plèvre est beaucoup plus mince et plus adhérente sur les régions costo-vertébrales que la plèvre de

---

(1) GAILLARD (R.). De l'intervention sanglante dans le traitement des corps étrangers de l'œsophage (portion thoracique). *Thèse*, Lyon, 1894, p. 64.

l'homme, nous n'avons pas pu la détacher sans la rompre, tant
à droite qu'à gauche, accidents qui étaient accompagnés de
pneumothorax traumatiques graves pendant leur production
(dypspnée intense) mais qui après quelques minutes, disparais-
saient sans aucune intervention et laissaient les animaux in-
demnes. La respiration restait encore légèrement dyspneique
pendant 2 ou 3 jours après l'opération;

3° Ces animaux ne supportent pas l'œsophagotomie intrathoracique, d'une part à cause des accidents produits par les
perforations pleurales, qui ne peuvent être évités, et, d'autre part
à cause de leur position horizontale, défavorable pour l'écoulement des liquides sécrétés dans la plaie et de l'infection post-
opératoire par suite du dérangement de leurs pansements ;

4° Les mouvements respiratoires de la plèvre et des poumons
ne gênent pas du tout l'opération et nous n'avons pas observé de
hernies pleuro-pulmonaires à travers les fenêtres thoraciques.

Procédé opératoire de l'œsophagotomie intrathoracique transmédiastinale par le côté latéro-vertébral droit.

Pour être plus systématique, nous partagerons l'opération de l'œsophagotomie intrathoracique en deux temps : *le premier* comprendra *l'opération extrathoracique (extramédiastinale)* et le second *l'opération intrathoracique (intramédiastinale)*.

Opération extrathoracique (Ier temps).

Les préliminaires antiseptiques rigoureux du champ opératoire, étant exécutés et la narcose obtenue, on place le malade au bord de la table d'opération, dans le décubitus latéral droit, mais incliné plutôt vers le ventre que vers le dos, et maintenu dans cette position instable par des oreillers et par des aides. La région dorso-thoracique doit être exposée vers le foyer le plus intense de lumière naturelle, qu'on peut recevoir dans la salle d'opération. Le chirurgien placé du même côté doit pouvoir évoluer librement autour du champ opératoire.

Il fait à égale distance du bord spinal de l'omoplate droit et des apophyses épineuses des vertèbres dorsales une incision tégumentaire verticale longue de 14 centimètres, et dont le centre correspond au niveau de l'apophyse épineuse de la 4ᵉ vertèbre, dorsale. Sur la même étendue on coupe au-dessous et successivement : le tissu cellulaire sous-cutané, le fascia superficialis qui dans ces régions est très lâche et permet un large déplacement des téguments sur les plans sous-jacents plus ou moins fixes, puis l'aponévrose du trapèze. Sous cette aponévrose, on coupe les fibres du trapèze, seulement dans la partie inférieure de la plaie, les supérieures pouvant être détachées et reclinées en haut et en dedans avec un écarteur (1ʳᵉ couche musculaire). Sous ce muscle, on sectionne dans la partie supérieure de la plaie l'aponévrose et les fibres musculaires du grand rhomboïde, et le fascia lombo-dorsal dans la partie inférieure ; puis on découvre et on coupe l'aponévrose intermédiaire des deux petits dentelés postérieurs et quelques fibres de la marge inférieure du dentelé supérieur (II° couche musculaire). Sous ce deuxième plan musculaire on tombe sur l'aponévrose du troisième formé par les trois muscles de la masse commune sacro-lombaire (III° couche musculaire) On entre avec la sonde cannelée et on déchire l'interstice musculaire entre le sacro-lombaire en dehors le long dorsal en dedans ; au dessous, on coupe jusqu'aux côtes dans le sens à peu près vertical de ses fibres le troisième et dernier muscle ; et on les récline ensemble avec les autres couches superficielles à l'aide de forts écarteurs vers la colonne vertébrale.

De cette manière, on découvre, dans le fond du champ opératoire, la 3°, la 4° et la 5° côtes avec leurs espaces intercostaux. L'hémostase de la plaie étant assurée, on résèque avec le costotome COLLIN des morceaux de 3 centimètres de longueur de chacune de ces trois côtes, qui ont été auparavant dépouillées de leur périoste avec la plus grande attention pour éviter la perforation pleurale. Les sections costales internes doivent raser le bout des apophyses transverses des vertèbres correspondantes.

Par la section de ces trois côtes, on crée du côté latéro-vertébral droit une fenêtre thoracique, haute de 10 centimètres et large de 3-6 centimètres, s'étendant du bord inférieur de la 2° côte au bord supérieur de la 6°. Le fond de la fenêtre est formé par la plèvre pariéto-costale droite, recouverte par les lambeaux périostiques, restés adhérents, et séparés les uns des autres par les espaces intercostaux, constitués par les muscles, les artères, les veines et les nerfs intercostaux. On isole d'abord, avec la sonde cannelée et l'écarteur, les vaisseaux et les nerfs, qui, dans cette région, ont une direction légèrement oblique d'arrière en avant et de bas en haut (Voy. fig. 15). On coupe isolément les vaisseaux entre deux ligatures au niveau de la section interne des côtes ; puis à ce niveau, on sectionne après les avoir soigneusement détachés de la plèvre, les fibres musculaires et les cordons des nerfs intercostaux. A ce moment, *le premier temps de l'opération est achevé.*

Opération intrathoracique (II° temps).

Avant de commencer à séparer la plèvre pariétale de la face interne des côtes, on met sous l'épaule droite du malade un volumineux oreiller, de telle sorte que le flanc costal droit soit dans le vide, position avantageuse pour le décollement de la plèvre (1). Puis, on place de larges écarteurs sur les bords interne et externe de la fenêtre thoracique qui servent à empêcher les extrémités costales sectionnées de léser soit la plèvre, qui peut faire hernie par la fenêtre thoracique pendant les efforts expiratoires, soit les doigts du chirurgien et on commence le décollement pleural sous le bord interne de la fenêtre thoracique avec le bout de l'indicateur, aidé par un écarteur. La plèvre à ce niveau est plus épaisse et plus résistante que dans les autres régions et doublée d'un fascia conjonctif endothoracique, conditions favorables pour un décollement facile. Le décollement se fait progressivement dans toute l'étendue de la fenêtre thoracique : sur le corps des côtes ; sur leur tête au niveau de laquelle on découvre sans le contusionner, le cordon ganglionnaire du grand sympathique droit; sur les parties latérales droites des vertèbres dorsales, et enfin on arrive sur la ligne de réflexion pleurale vertébro-médiastinale.

Cette ligne étant passée sans accident, l'opérateur aperçoit, au fond de la plaie, éclairée par une lampe à réflecteur, ordinaire ou mieux électrique, la grande veine azygos, avec sa crosse et ses collatérales adossées sur la face latérale droite de l'œsophage, et qui se trouvent à une profondeur de 10 à 11 centimètres de la plaie tégumentaire. Aucun autre organe important ne se trouve de ce côté, et la veine grande azygos, qui est un vaisseau de décharge de la veine cave inférieure, peut être déplacée d'un côté ou de l'autre ou être coupée entre deux ligatures pour débarrasser le champ opératoire,

De cette manière, on découvre la face latérale droite de l'œso-

---

(1) On pourra aussi donner la position représentée par la figure 20.

phage sur toute l'étendue de la fenêtre thoracique, et à ce niveau on voit accolé à cette face le cordon du nerf pneumogastrique droit.

Le coude pleural droit ne couvre donc pas du tout à ce niveau la face postérieure de l'œsophage, qui représente la portion, où s'arrêtent le plus souvent les corps étrangers de la portion intra-thoracique de l'œsophage (étranglements aortique et bronchique). On isole avec facilité l'œsophage en haut et en bas, en avant et en arrière, grâce au tissu cellulaire lâche péri-œsophagien, et on introduit sous ce conduit en haut et en bas du corps étranger deux érignes ou mieux deux écarteurs de FARABEUF modifiés, avec des lames très longues et fortement courbées, s'introduisant facilement sous le tube œsophagien.

Ainsi détaché et embrassé, on l'attire lentement vers la fenêtre thoracique, grâce aux faciles déplacements latéraux et verticaux de cet organe. Puis, on fait une incision verticale dans ses parois au niveau du corps étranger, dont la longueur soit proportionnelle à la grandeur de ce corps (fig. 20). L'extraction doit être faite avec précaution pour éviter la déchirure des parois œsophagiennes, rendues plus fragiles encore qu'à l'état normal par le séjour plus ou moins long du corps étranger à leur contact et aussi pour éviter la lésion des nerfs pneumogastriques. On déterge avec un tampon de gaze stérilisée la face interne de la muqueuse œsophagienne.

Arrivé là, nous croyons qu'il serait plus prudent de suivre la conduite de GANGOLPHE (1) qui recommande de laisser toujours dans l'œsophagotomie cervicale la plaie œsophagienne ouverte, et de drainer avec une sonde molle en caoutchouc, fixée aux bords de la plaie, plutôt que de suturer et de fermer complètement (DUPLAY, TERRIER) même quand les parois œsophagiennes ne paraissent pas trop contusionnées. Et même dans ces cas, qui d'ailleurs se rencontrent très rarement, et dans lesquels nous ne

---

(1) GANGOLPHE (M.). Traité de chirurgie clinique et opératoire par Le Dentu et Delbet, 1898, t. VI, p. 472.

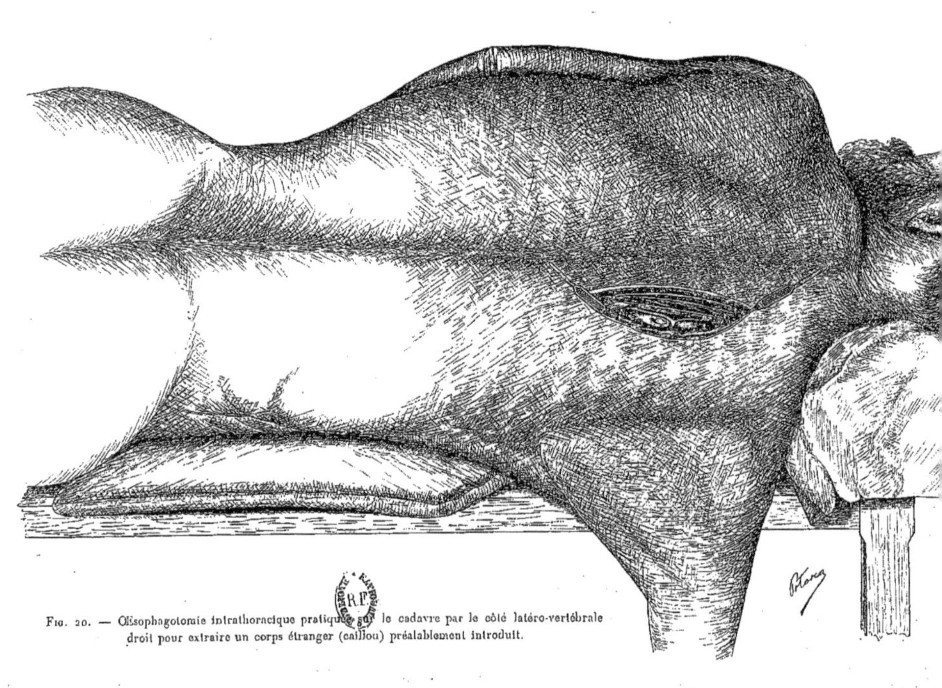

Fig. 20. — Œsophagotomie intrathoracique pratiquée sur le cadavre par le côté latéro-vertébrale droit pour extraire un corps étranger (caillou) préalablement introduit.

pouvons recommander que la suture des extrémités de la plaie en haut et en bas de la sonde, la réunion par première intention serait très difficilement obtenue, car ces sutures ont le désavantage de couper très vite les bords de la plaie (COLLIN d'ALFORT).

Dans les cas où cette suture a été pratiquée dans les œsophagotomies cervicales, à part quelques cas heureux de réunion par première intention (TERRILLON) (1), elle a provoqué souvent des accidents graves comme ceux signalés par GAILLARD (2) dans deux de ses 4 cas mortels. Donc, surtout dans l'œsophagotomie intra-thoracique, nous croyons que la sonde à demeure est très recommandable, d'une part pour éviter les résultats fâcheux qui peuvent survenir à la suite d'une suture complète, et d'autre part pour pouvoir nourrir le malade par cette sonde qui plonge par son extrémité interne dans l'estomac et dont l'extrémité externe est fixée dans le pansement.

Au moyen de cette sonde, on peut très bien nourrir le malade, beaucoup mieux même que par les lavements alimentaires, en lui injectant dans l'estomac pendant une dizaine de jours : du bouillon, du lait, des œufs peu cuits, du vin, etc. Après ce laps de temps, si la cicatrisation a marché rapidement, comme cela arrive souvent dans les plaies œsophagiennes, le chirurgien peut retirer définitivement la sonde pour permettre la complète cicatrisation de la plaie. L'alimentation serait faite dans ce cas par une sonde œsophagienne, introduite par la bouche ou par le nez. Procédant ainsi, on ne doit pas craindre ni les infiltrations, ni les rétrécissements cicatriciels, qui, sur une statistique de 120 cas, n'ont été rencontrés que dans deux cas, une fois par KRÖNLEIN et une autre fois par BILROTH.

Au lieu de la sonde à demeure, on peut aussi introduire une mèche de gaze stérilisée qui, par son extrémité interne, sera en contact direct avec la muqueuse contusionnée par le séjour du corps étranger, et par son extrémité externe sera fixée dans le panse-

(1) TERRILLON. *Société chir.*, 1893, p. 182.
(2) GAILLARD (R.). *Loc. cit.*, p. 66.

ment. Enfin, suivant les nécessités on drainera ou on tamponnera la plaie intra et extrathoracique et on appliquera un pansement aseptique et un bandage périthoracique.

Les jours suivants, les pansements seront changés plus ou moins fréquemment suivant l'abondance des sécrétions et suivant la nécessité de nourrir plus ou moins le malade, nécessité souvent très impérieuse, le malade se trouvant souvent dans un état d'inanition assez avancé, au moment de l'intervention.

Les lavages intrathoraciques plus ou moins abondants seront évités, autant que possible (TERRIER) (1) ; la plaie doit être seulement détergée avec des tampons stérilisés. Dans le cas où une abondante suppuration réclame de grands lavages, on les fera de préférence avec de l'eau stérilisée.

L'œsophagotomie intrathoracique ainsi exécutée par nous sur le cadavre et les animaux vivants, spécialement pour les corps étrangers de la portion intrathoracique de l'œsophage, pourra subir entre les mains des chirurgiens qui la pratiqueront sur l'homme vivant des modifications plus ou moins grandes suivant les nécessités.

Ainsi, au lieu de l'incision tégumentaire verticale, préconisée par QUÉNU, HARTMANN et par nous, on peut préférer l'incison en (de NASILOFF, en [de REHN, etc. L'incision, pratiquée par nous à un niveau où les corps étrangers s'arrêtent le plus fréquemment dans l'œsophage intrathoracique, pourra être faite sur un niveau plus bas ou plus haut, d'après les indications de chaque cas en particulier et les résections costales longues de 3 ou 6 centimètres intéresseront 3-4-5-6 côtes d'après la nécessité. Surtout dans ces régions, où des masses musculaires abondantes comblent les gouttières vertébrales, on peut faire de larges résections sans qu'il en résulte des enfoncements et des déformations cicatriciels trop manifestes.

En terminant, nous ne pouvons tirer aucune conclusion sur la

---

(1) TERRIER. Chirurgie de la plèvre et du poumon, 1897, p. 22.

bénignité ou la gravité de l'œsophagotomie intra-thoracique dans les cas de corps étrangers, puisqu'elle n'a pas encore été tentée sur l'homme vivant ; mais jusqu'à preuve du contraire, nous la croyons, *a priori,* plus susceptible de réussir que toutes les autres interventions que nous indiquerons encore comme possible par cette voie.

Grâce aux bienfaits de l'antisepsie et aidée par les précieuses investigations radiographiques et radioscopiques, *nous espérons que l'œsophagotomie intrathoracique par le médiastin postérieur, dans les cas de corps étrangers fichés dans la portion intramédiastinale de l'œsophage prendra place, sous peu de temps, parmi les opérations praticables sur l'homme vivant, auprès de l'œsophagotomie cervicale, qui, elle aussi, a été considérée par beaucoup de chirurgiens et non des moindres, comme une opération « des plus graves et des plus difficiles de la chirurgie »* (NÉLATON).

RÉTRÉCISSEMENTS CICATRICIELS ET NÉOPLASIQUES

DE L'ŒSOPHAGE INTRAMÉDIASTINAL

Les rétrécissements cicatriciels et néoplasiques de l'œsophage, quoique bien différents au point de vue de *leur nature,* de *leur étiologie* et de *leur marche,* seront étudiés dans le même chapitre à cause de la ressemblance de *leur pronostic* et de *leur traitement opératoire.*

Cette étude n'envisagera d'ailleurs *que les rétrécissements infranchissables de la portion intrathoracique de l'œsophage qui seraient susceptibles d'interventions chirurgicales radicales par les voies intramédiastinales postérieures.*

1) Rétrécissements cicatriciels.

Les rétrécissements cicatriciels infranchissables de la portion intrathoracique de l'œsophage reconnaissent comme causes : des lésions traumatiques ou néoplasiques plus ou moins intenses des parois du conduit œsophagien. Ils représentent le vestige d'un processus ulcératif des parois œsophagiennes, produit par différents agents : *physiques, chimiques et pathologiques* qui exercent leur action destructive sur les parois œsophagiennes de dedans en dehors ou vice-versa.

1° *Les agents physiques* qui peuvent déterminer des rétrécissements en exerçant leur action nuisible *de dedans en dehors* sont : tous les corps étrangers intraœsophagiens énumérés dans le chapitre précédent, et qui, dans certains cas, après leur élimination ou leur extraction, seraient suivis de cicatrices plus ou moins difformes : les manœuvres chirurgicales intempestives de propulsion ou d'extraction de ces corps ; les exercices imprudents ou inconscients des avaleurs de sabres, des fous, des enfants qui peuvent blesser les parois de leur œsophage par l'introduction des corps étrangers les plus bizarres.

Les agents physiques qui peuvent traumatiser les parois œsophagiennes *de dehors en dedans*, en déterminant des rétrécissements infranchissables consécutifs sont : les balles, les armes blanches, les instruments piquants, coupants, etc ;

2° *Les agents chimiques* sont représentés par différentes substances corrosives, ingérées par imprudence ou avalées volontairement (suicide), et qui déterminent des brûlures plus ou moins étendues des parois œsophagiennes suivies de rétrécissement. Telles sont : les acides et les alcalis concentrés, l'ammoniaque, le sublimé corrosif, le bichromate de potasse, le tartre stibié, etc. Et même, dans des cas très rares, l'ingestion imprudente de boissons ou de bouillons trop chauds a pu donner quelquefois des rétrécissements plus ou moins infranchissables ;

3° *Les agents pathologiques* sont représentés par des inflammations aiguës ou chroniques et par des maladies infectieuses (syphilis, tuberculose, diphtérie etc.), qui, sous forme d'ulcérations ou de gommes, peuvent se localiser aussi sur la muqueuse œsophagienne et amener, après leur guérison, des rétrécissements infranchissables.

D'après Guyon, les rétrécissements œsophagiens occuperaient en général la partie moyenne, c'est-à-dire la portion intrathoracique de l'œsophage ; mais d'après les expériences d'Arloing (1), Kronecker, et Meltzer (2), cela serait vrai pour tous les rétrécissements autres que ceux, produits par l'ingestion de liquides corrosifs, qui provoqueraient ces lésions surtout vers les extrémités de l'œsophage.

Pour ce qui est de la forme et de l'étendue de ces rétrécissements, elles dépendent de la destruction plus ou moins grande des parois œsophagiennes. Quelquefois, ils occupent une grande étendue des parois du tube œsophagien ou sont multiples auxquels cas ils ne sont pas susceptibles d'interventions chirurgicales radicales, mais seulement d'interventions palliatives (gastrostomie).

____

(1) Arloing, art. *déglutition. Dict. encycl. des Sc. méd.*, 1880.
(2) Kronecker et Meltzer. Der Schluckmechanismus. *Arch. f. Anat. u. Path.*, 1883.

Au contraire, les rétrécissements infranchissables, uniques et peu étendus de la portion intrathoracique de l'œsophage, qu'ils soient complets, c'est-à-dire qu'ils comprennent toute la circon-férence des parois œsophagiennes ou qu'ils soient incomplets, intéressant une partie seulement de la circonférence de ces parois, *sont susceptibles d'être extirpés par la voie intramédiastinale pos-térieure.* S'il est vrai que dans de telles conditions l'indication opératoire des rétrécissements infranchissables de l'œsophage intra-thoracique se restreint beaucoup il n'en est pas moins vrai que ces indications se rencontrent souvent, si le chirurgien cherche à intervenir de bonne heure et radicalement, c'est-à-dire à temps.

La forme des rétrécissements cicatriciels uniques, quand ils intéressent toute la circonférence des parois œsophagiennes, est cylindrique et plus ou moins irrégulière suivant l'intensité du pro-cessus pathologique qui leur a donné naissance. A leur niveau, les parois œsophagiennes sont plus ou moins profondément modi-fiées dans leur structure : quelquefois elles sont minces par suite de leur destruction plus ou moins complète ; mais le plus souvent leurs couches sont épaissies, la tunique muqueuse a un aspect ci-catriciel, la celluleuse est indurée et la musculeuse hypertrophiée.

Sur des coupes microscopiques, on observe dans l'épaisseur des tuniques hyperplasiées des tractus, formés par du tissu cica-triciel de néoformation, mélangés quelquefois avec des éléments de dégénérations cartilagineuse ou osseuse.

La dysphagie, qui est le symptôme le plus précoce et le plus manifeste de ces rétrécissements, apparaît de bonne heure et s'accroît de jour en jour au fur et à mesure que le rétrécissement s'accentue.

Arrivé à cette étape de sa maladie, le patient régurgite, non-seulement les aliments solides, mais même les boissons ingérées. Aussi, si le chirurgien n'intervient pas de bonne heure, la déchéance organique et différentes complications (tuber-culose, etc.), dues à l'inanition, précipitent la fin d'une vie insup-portable.

Dans ces conditions, le chirurgien est naturellement forcé d'intervenir s'il ne préfère rester spectateur impassible des souffrances les plus pénibles d'un malade affamé, qui ne peut plus se nourrir.

2) *Rétrécissements néoplasiques.*

Les rétrécissements œsophagiens néoplasiques sont produits par des tumeurs bénignes ou malignes, développées sur les parois ou dans les parois de cet organe.

Si les tumeurs bénignes se développent très rarement sur la muqueuse de la portion intrathoracique de l'œsophage, les tumeurs malignes, au contraire, se montrent très fréquemment dans les parois de cette portion de l'œsophage (Zenker et Ziemmsen (1), Klebs, Rindfleisch).

La majorité des tumeurs bénignes seraient d'origine congénitale et sont représentées par : kystes (muqueux, dermoïdes, à épithélium cilié, etc.), papillomes, fibromes, myomes, etc. A proprement parler, elles ne forment pas de véritables rétrécissements, mais jouent plutôt le rôle de corps étrangers, obstruant progressivement et plus ou moins complètement la lumière du conduit œsophagien.

Dans de telles circonstances, la vie du malade est menacée par le développement incessant de ces néoformations, qui amènent la dysphagie, l'inanition et quelquefois l'asphyxie, et obligent le chirurgien à intervenir. Il tentera d'abord leur extraction ou leur propulsion par les voies naturelles, et si ces manœuvres échouent, l'opérateur n'hésitera pas à recourir à l'œsophagotomie intrathoracique par le médiastin postérieur suivant le même procédé que celui employé pour l'extraction des corps étrangers proprement dits.

Les tumeurs malignes les plus fréquentes qui atteignent les parois œsophagiennes et obstruent son calibre sont : *les cancers épithé-*

---

(1) Zenker et Ziemmsen. Krankheiten der œsophagus. Handb. der spec. Path. und therapie von Ziemmsen. Leipzig, 1877.

liomateux et *carcinomateux*, les premiers composés histologiquement de cellules épithéliales pavimenteuses (ZENKER et ZIEMMSEN, RINDFLEISCH, ZIEGLER). Ces néoplasies commencent habituellement par de petits nodules plus ou moins durs, presque toujours uniques, occupant une petite portion de la muqueuse œsophagienne. Mais, après quelque temps, ordinairement pas trop longtemps, la tumeur s'étend et gagne en largeur et en profondeur, envahissant les couches sous-jacentes et s'ulcérant du côté de la muqueuse.

Des parcelles nécrosées, se détachant du foyer primitif, tombent et se greffent sur les régions inférieures de la muqueuse œsophagienne ou stomacale, en produisant souvent des foyers secondaires. Arrivée à cette étape, la maladie marche vite, envahit non seulement les parois de l'œsophage, mais aussi les organes voisins.

D'un côté par l'usure incessante de la muqueuse et de l'autre par l'invasion progressive des couches profondes et des organes voisins, le processus arrive à l'adhérence, à la perforation, et même à la communication du tube œsophagien avec les organes voisins (trachée, bronches, péricarde, veines caves, artère et veines brachio-céphaliques, artères carotides primitives et sous-clavières, crosse aortique, aorte descendante, colonne vertébrale dorsale, canal rachidien, sacs pleuraux, poumons, etc.).

A ces complications vient souvent s'ajouter la suppuration, qui peut envahir en avant le péricarde et le médiastin antérieur, en arrière le médiastin postérieur, et sur les côtés les cavités pleurales.

Nous avons insisté un peu sur l'anatomie pathologique et la marche de ces tumeurs, parce qu'elles se confondent jusqu'à un certain point avec celles des rétrécissements mêmes.

Les phénomènes symptomatiques débutent par une dysphagie plus ou moins intense qui, loin de cesser, s'accroît continuellement. En dernier lieu, le malade arrive à l'impossibilité absolue de déglutir non seulement les aliments solides, mais même les liquides. A la cachexie cancéreuse et à l'inanition qui s'installent de bonne heure si le chirurgien n'intervient pas, se surajoutent souvent les complications signalées plus haut, et qui mettent fin plus ou moins rapidement à des souffrances quelquefois des plus atroces.

Grâce aux commémoratifs, à l'ensemble symptomatique, aux explorations internes (cathétérisme, œsophagoscopie) et aux investigations radiographiques et radioscopiques qui, dans un avenir prochain peut-être, fourniront le moyen de préciser le siège et l'étendue de telles affections, *le chirurgien pourra intervenir de bonne heure et plus ou moins radicalement, soit dans les rétrécissements infranchissables de nature cicatricielle, soit dans les rétrécissements produits par des tumeurs néoplasiques.*

C'est seulement après *des œsophagotomies* ou *œsophagectomies* précoces qu'on pourrait espérer la guérison plus ou moins radicale de semblables affections, conditions qui ne furent pas remplies, à ce qui nous semble, chez les deux malades, sur lesquels Rehn a pratiqué tout récemment deux opérations semblables.

Quoique ces interventions aient échoué, elles n'en sont pas moins intéressantes à connaître, à cause des observations et des réflexions de l'opérateur qui, d'après nos connaissances, *intervint pour la première fois par ces voies dans les affections de l'œsophage intramédiastinal sur l'homme vivant.*

Nous reproduisons ici *in extenso,* d'après Bode (1), la communication faite par Rehn au XXVIIe congrès des chirurgiens allemands, tenu cette année à Berlin.

« L'orateur relate deux cas dans lesquels il fut obligé de
« chercher et d'isoler l'œsophage sur une étendue quelconque
« de sa portion intrathoracique. Dans l'un de ces deux cas, il
« s'agissait d'un malade atteint d'un carcinome œsophagien dans
« l'état de dégénérescence, et, à cause de l'impossibilité de la
« digestion stomacale par l'accumulation des produits de dégé-

---

(1) Bode. Operationen an dem Brust-abschnitt des Speisehröre. *Centralblatt f. chirurgie,* 1898, n° 26, p. 90.

« nérescence, on a essayé, après la ligature éventuelle de sa
« partie inférieure, de drainer en dehors l'œsophage.

« Ayant à sa disposition quelques photographies (coupes tho-
« raciques transversales et longitudinales) et une photographie
« stéréoscopique de l'opération et des rapports postérieurs de l'œ-
« sophage intrathoracique, prises sur le cadavre, l'auteur montre
« que, *contrairement à* QUÉNU *et* HARTMANN *qui recommandent la*
« *pénétration par le côté gauche, il est plus commode, après la*
« *création d'un grand lambeau des parties molles et la résection*
« *d'un nombre quelconque de côtes, de pénétrer par le côté latéro-*
« *vertébral droit pour rencontrer directement l'œsophage sans*
« *blesser d'autres organes vitaux importants.*

« L'œsophage qui, vers son commencement et vers sa fin,
« plus bas que la 10ᵉ vertèbre dorsale, appartient à la moitié gauche
« du corps, est placé dans sa région intrathoracique, région
« qui doit être considérée surtout pour de telles interventions
« éventuelles (entre la 4ᵉ et la 3ᵉ vertèbre dorsale), plus ou moins
« vers la droite de la ligne médiane. Les deux pneumo-gastriques
« sont placés sur les parois antérieure et postérieure et doivent
« être évités; ainsi que la grande veine azygos et le nerf sym-
« pathique qui est placé à droite et derrière, sur le côté des corps
« vertébraux.

« La difficulté principale dans l'isolement de l'œsophage se
« rencontre pendant la résection des côtes et aussi pendant le
« décollement de la plèvre pariétale, ce qui d'ailleurs n'est pas
« trop difficile, pour éviter le pneumothorax, accident qui n'a
« pas pu être évité dans les deux cas, et qui a été fatal pour les
« deux malades, par une infection secondaire.

« A côté de ces considérations anatomiques, il faut noter
« encore les rapports de l'œsophage avec les bronches, avec les
« grands vaisseaux, avec le canal thoracique et surtout avec le
« péricarde, auxquels il est adossé sur une étendue de plusieurs
« centimètres.

« A part ces données anatomiques qui doivent être prises en
« considération au moment de l'opération, il ne faut pas oublier

« aussi quelques données physiologiques, et, dans le premier
« plan, il faut considérer la pression positive interne qui existe
« dans les vomissements et qui, dans certaines circonstances,
« surtout dans les sténoses œsophagiennes haut situées, peut
« atteindre une grande intensité, ainsi qu'une dilatation maxima
« peut apporter la rupture de l'organe. »

Après ces observations préliminaires sur l'anatomie et la physiologie de l'œsophage intrathoracique, l'auteur passe sur les
cas de ses deux malades :

1er *cas.* — Malade, âgé de 22 ans, qui, dans une attaque de
mélancolie, ingérant pour se suicider une solution concentrée
d'acide sulfurique, vient après 2 mois avec un rétrécissement de
l'œsophage placé à 32 centimètres de l'arcade dentaire.

Malgré tous les cathétérismes qui, au commencement, pouvaient
s'exécuter avec des sondes de calibre moyen, le rétrécissement se
resserrait de plus en plus et on sentit la nécessité de la création
d'une fistule gastrique d'après WITZEL avant que le malade soit reçu
dans le service. Mais, après quelques mois, le cathétérisme même
avec les bougies du calibre réduit devient très difficile, et l'eau, la
salive, les sécrétions buccales et laryngées étaient régurgitées.

On lui fit une œsophagotomie intrathoracique dans l'espérance
de franchir l'obstacle avec une sonde, opération qui n'a pas réussi.
L'intervention a été entreprise à la suite de la demande incessante
du patient, quoiqu'on lui a dû expliquer la gravité et l'incertitude
d'une telle intervention.

Sous une narcose agitée, on a fait une incision en arc de cercle
(croissant) dans la région dorso-thoracique droite et regardant par sa
convexité la colonne vertébrale-dorsale. On résèque, après leur décollement pleural, des segments postérieurs de 6 centimètres de longueur de la 4e à la 8e côte droite. La plèvre correspondante est
décollée doucement et sans grande difficulté d'arrière en avant
vers le médiastin; ainsi on a pu ressentir la sonde introduite
d'avance dans l'œsophage.

Dans ce temps, survenant un accès de toux, la plèvre pariétale fit
hernie par la plaie externe et, s'accrochant sur un des fragments
costaux antérieurs, elle se rompit, après quel accident le poumon
s'affaissa.

Le tamponnement et la suture de la plaie pleurale ne donnant aucun résultat, la respiration et le pouls devenant de plus en plus mauvais, l'opérateur fut obligé de suspendre la continuation de l'opération et tamponna la plaie. Le malade revint rapidement de son collapsus, dans lequel il était tombé, la plaie après quelques jours commença à bourgeonner et se combla graduellement. Après 5 semaines, le malade étant assez rétabli, on tenta de nouveau l'opération.

La plaie fut rouverte avec quelque difficulté, à cause des grosses néoformations fibrineuses (adhérences), qui s'étaient déposées sur ses parois et sur la plèvre ainsi qu'on ne pouvait distinguer les organes du médiastin postérieur.

Après qu'on a nettoyé le fascia endothoracique de ces gros dépôts de néoformation, on trouva l'œsophage sans difficulté dans lequel on avait introduit d'avance une longue sonde jusqu'au rétrécissement. Le rétrécissement était formé par un gros dépôt d'excroissances fibreuses, mais, après une petite incision verticale, introduisant une pince, on saisit le bout de la sonde, et on la passa facilement par le rétrécissement incisé et élargi dans le bout inférieur de l'œsophage jusque dans l'estomac. On laissa à demeure cette sonde, et par-dessus on sutura la plaie œsophagienne, et on tamponna la plaie intra et extrathoracique. Le malade revint vite ; mais, pendant la nuit, le pouls devint de plus en plus fréquent et le lendemain le patient succomba par l'affaiblissement du cœur.

2ᵉ *cas.* — L'opération du deuxième cas fut faite de la même façon ; on ne put aussi éviter la lésion pleurale, à cause des larges et intimes adhérences, existant entre la plèvre et le fascia endothoracique.

Le patient vécut 6 jours après l'opération et succomba aussi par l'affaiblissement cardiaque.

A l'autopsie, on trouva de vieilles péricardite et myocardite.

« *Par la relation de ces deux cas, on démontre la possibilité*
« *d'arriver sur la portion intrathoracique de l'œsophage, san atta-*
« *quer d'organes vitaux importants et on voit l'espérance, que*
« *certaines maladies de l'œsophage, qui ne cèdent à aucune autre*
« *action thérapeutique, soient attaquées avec succès, en découvrant*
« *l'organe par le côté droit du médiastin postérieur.* »

Ces insuccès de Rehn, qui constituent les premières victimes tombées dans l'assaut chirurgical, livré contre les rétrécis-

sements cicatriciels et néoplasiques infranchissables de l'œsophage intrathoracique, *nous démontrent que, dans ces affections,
tout est à espérer d'une intervention précoce ; et que, dans les
cas où les lésions sont trop étendues et compliquées d'altérations des organes voisins, jusqu'à nouvel ordre, le seul traitement
chirurgical palliatif restera encore la gastrostomie.*

Procédés opératoires
(œsophagotomie et œsophagectomie intrathoracique).

L'opérateur fixé sur l'existence, la nature, le siège et l'étendue d'un rétrécissement infranchissable de la portion intrathoracique de l'œsophage, pourra tenter, de différentes manières, l'extirpation précoce de ces lésions, suivant les indications spéciales du cas à opérer.

Le temps préliminaire, c'est-à-dire la pénétration intrathoracique et l'isolement de l'œsophage sera identique dans ces interventions au premier temps de l'extraction des corps étrangers, tandis que, pour les lésions œsophagiennes proprement dites, l'opérateur se comportera différemment, agissant suivant les indications spéciales de chaque cas.

Ainsi :

S'il s'agit d'un rétrécissement cicatriciel, intéressant une partie ou la totalité de la circonférence œsophagienne, on peut intervenir de diverses manières suivant la forme et l'étendue du rétrécissement. Dans le cas d'un rétrécissement cicatriciel hypertrophique, développé sur une partie bien limitée de la muqueuse œsophagienne, l'opérateur, après l'isolement et l'accrochement de l'œsophage, pourra, par une incision verticale, ouvrir le rétrécissement. Puis, il fera la dissection et l'extirpation intérieure de l'excroissance fibreuse obturatrice, à travers laquelle on passera verticalement de haut en bas, et jusque dans l'estomac, une longue sonde œsophagienne (1), préalablement introduite par la bouche (REHN) ou par les narines.

Quelqu'ait été le mode d'intervention le chirurgien n'oubliera jamais l'importance du traitement post-opératoire, c'est-à-dire le cathétérisme persistant, qui doit être pratiqué, non seulement pen-

---

(1) Au lieu d'une longue sonde œsophagienne qui n'est pas toujours tolérée par le malade, on pourra employer les courts tubes à demeure de SYMMONDS (œsophago-tubage).

dant la cicatrisation de la plaie œsophagienne, mais aussi long-temps après, s'il ne veut pas avoir la fâcheuse surprise d'une récidive.

Ensuite, l'opérateur jugera *de visu* s'il vaut mieux fermer immédiatement en partie ou en totalité (pratique abandonnée aujourd'hui) la plaie œsophagienne, ou la laisser ouverte, pour se fermer par bourgeonnement.

Dans le cas *de rétrécissement atrophiant*, qui d'ailleurs est beaucoup plus rare, le chirurgien sera souvent obligé de faire *une œsophagectomie*, c'est-à-dire qu'après avoir isolé avec soin l'œsophage sur une étendue de 6 ou 8 centimètres, il extirpera complètement le segment cicatriciel quand celui-ci n'a pas une étendue de plus de 1 à 3 centimètres. Les deux extrémités supérieure et inférieure, qui pourraient être préalablement perforées par deux anses de sûreté, sont rapprochées (1).

On fait la suture muqueuse interne de la demi-circonférence antérieure des deux bouts sectionnés par des points de suture isolés et renforcés à l'extérieur par des points de suture périœsophagiens antérieurs (2).

Puis on complète de la même manière la suture de la demi-circonférence postérieure. Enfin on ajoute quelques points de suture entre l'œsophage et les tissus périœsophagiens pour mieux empêcher la désunion de la suture circulaire. NASILOFF recommande la suture de CZERNY.

S'il s'agit *de rétrécissements néoplasiques peu étendus* l'œsophagotomie simple, avec ablation de la tumeur, sans section complète

---

(1) L'œsophage se déplaçant facilement dans le sens vertical peut subir des raccourcissements dans ce sens par la résection de segments, plus ou moins longs. Le fait a été démontré expérimentalement pour la première fois en 1871 par BILROTH qui a ensuite pratiqué cette intervention sur l'homme vivant. Plus tard, de semblables ablations (œsophagectomies cervicales) ont été pratiquées aussi par CZERNY, LANGENBECK, BERGMANN, ISRAEL, EVE, ROUX (de Lausanne), MIKULICZ, IVERSEN, von HACKER.

(2) Par ces points de sutures, on n'empiétera pas trop dans la tunique musculeuse parce que, d'après les expériences de COLLIN D'ALFORT, il résulterait que, par leur présence, ils irritent et mettent en contraction les fibres musculaires, qui seraient coupées par ces fils, avant que la cicatrisation soit terminée.

du segment œsophagien malade, serait très rarement indiquée du moment que le chirurgien se décidera toujours difficilement à intervenir dans les cas de cancer tout à fait insidieux de l'œsophage intrathoracique, dont le diagnostic est souvent très difficile à établir au début.

Ainsi, il sera obligé, pour pouvoir faire une opération radicale, de pratiquer presque toujours *des œsophagectomies* dans les mêmes conditions que celles décrites plus haut pour les rétrécissement cicatriciels. Dans toutes ces résections, les nerfs pneumogastriques seront détachés et écartés de l'œsophage pour ne pas être lésés.

Enfin, si par surprise le chirurgien trouvait les parois œsophagiennes lésées sur une plus grande étendue, qu'il ne le supposait au premier abord, il serait obligé de renoncer à la suture des bouts sectionnés, et d'employer le procédé du drainage perpétuel (œsophagostomie), c'est-à-dire qu'après l'ablation de la tumeur, il aboucherait le segment inférieur dans la plaie extrathoracique, de façon à pouvoir passer une sonde et alimenter le malade, et il fermerait complètement le bout supérieur (NASILOFF, REHN).

Par ces quelques considérations sur la technique opératoire de l'extirpation des rétrécissements cicatriciels et néoplasiques infranchissables de l'œsophage intrathoracique, nous avons voulu passer en revue les tentatives faites jusqu'à présent dans ce but sur le cadavre, sur les animaux et sur l'homme vivant. Il appartient à la clinique de perfectionner, de systématiser et de détailler cette technique ainsi que les procédés opératoires applicables à ces différentes lésions.

ECTASIES ET DIVERTICULES DE L'ŒSOPHAGE INTRATHORACIQUE

L'œsophage, organe creux avec des parois molles, présente quelquefois des dilatations plus ou moins considérables, à la suite d'altérations plus ou moins profondes de ses parois, lésions qui compromettent souvent la nutrition régulière si on n'intervient pas à temps.

Ces ectasies, très rarement d'origine essentielle, sont le plus souvent provoquées soit par des maladies dyscrasiques, soit par des rétrécissements congénitaux, cicatriciels ou néoplasiques, au-dessus desquels elles se développeent grâce à la pression incessante du bol alimentaire pendant la déglutition. Le pronostic et le traitement de ces affections dépend donc du pronostic et du traitement des affections primitives.

Dans ce chapitre, nous laisserons de côté ces ectasies plus ou moins complètes de la circonférence œsophagienne, et nous étudierons, au point de vue de leur traitement opératoire radical, une autre espèce de dilatation limitée à des points peu étendus des parois de cet organe et qui constituent *les diverticules œsophagiens*.

Si les premiers sont assez rares et ne provoquent pas toujours des phénomènes cliniques graves, les dilatations limitées de ces parois, ou les diverticules œsophagiens sont plus fréquents, et sont aussi les plus graves, parce que souvent par leur développement ils compromettent la déglutition. D'après ALBERT (1) « les malades, porteurs d'un diverticulum volumineux, ont la vie littéralement empoisonnée ».

ROKITANSKY (2), ZENKER et ZIEMMSEN (3) ont divisé les diverticules œsophagiens en deux grandes catégories d'après le mode de leur formation : *diverticules par traction* et *diverticules par propulsion*.

---

(1) ALBERT (Ed.). Traité de chirurgie clinique et de médecine opératoire, trad. par Broca (A.). Paris, 1893.

(2) ROKITANSKY. Lehrb. von path. Anat., 1861; t. III, p. 127.

(3) ZENKER et ZIEMMSEN. Handb. der spec. Pathol. Leipzig, 1877, t. VII.

Les diverticules par traction se développent surtout sur l'œsophage intrathoracique, au niveau du hile pulmonaire et, d'après
ZENKER et ROKITANSKY, sont dus probablement à diverses inflammations périœsophagiennes (adénopathies, phlegmons intramédiastinaux, pleurites, etc.) se terminant par la formation
d'adhérences entre l'œsophage et les organes avec lesquels il se
trouve en contact (ganglions inter-trachéo-bronchiques, trachée,
plèvres, bronches, aorte, péricarde, artères et veines pulmonaires,
etc.).

Les parois de ces poches sont constituées le plus souvent par
une seule membrane muqueuse (ROKITANSKY, ZENKER), qui rarement est doublée de quelques fibres musculaires.

Les diverticules par propulsion sont le plus souvent d'origine
congénitale et se développent plutôt sur les parois de l'œsophage
cervical (union du pharynx avec l'œsophage) que sur celles de
l'œsophage intramédiastinal.

Dans les cas où ces dilatations acquièrent des proportions
considérables (grosseur d'une tête d'enfant et plus, d'après ZENKER
et KOENIG), à part les troubles digestifs on voit souvent survenir la
rupture de ces poches, déversant leur contenu muqueux, purulent
ou alimentaire dans les cavités et organes voisins, provoquant
dans ces cas des accidents de la dernière gravité. Pour prévenir
de tels accidents et la cachexie nutritive ou tuberculeuse dont
favorisent l'installation des troubles de la nutrition (dysphagie)
après un temps plus ou moins long, nous croyons que le chirurgien devrait intervenir de bonne heure dans ces affections par
les voies intramédiastinales postérieures pour extirper à temps
ces poches.

D'ailleurs des tentatives dans ce sens ont déjà été faites pour les
diverticules de l'œsophage cervical avec insuccès pour la première
fois par NICOLADONI et avec succès plus tard (1890) par BERGMANN.

Procédé opératoire.

Le chirurgien fixé sur l'existance, la nature, le siège et le volume du diverticule par les examens internes (cathétérisme, œsophagoscopie) et externes (auscultation, radiographie, radioscopie), devrait tenter l'extirpation de ces néoplasies par la voie intra-médiastinale postérieure.

L'opération préliminaire, c'est-à-dire la pénétration intrathoracique jusqu'à la rencontre de l'œsophage, serait faite de préférence du côté latéro-vertébral droit au niveau de la tumeur, et identique à celle recommandée pour l'extraction des corps étrangers.

Arrivé sur la tumeur, le chirurgien l'isolera avec précaution pour éviter sa rupture et le déversement de son contenu dans le médiastin; puis il coupera son pédicule d'implantation sur l'œsophage. Enfin, il cherchera à renverser en dedans les bords de la base du pédicule sectionné et il les suturera très bien, pour éviter la reproduction de la tumeur par la persistance d'un *locus minoris resistentiæ*.

On terminera l'opération par le tamponnement et le drainage de la plaie intrathoracique, et on surveillera, les jours suivants, les suites opératoires à chaque changement du pansement.

Le malade sera nourri, pendant les premiers jours, avec des lavements, pour laisser à la plaie le temps de se cicatriser. Puis, on introduira des bougies œsophagiennes en gomme molle par lesquelles on pourra injecter des aliments liquides chauds.

Si la suture immédiate de la plaie œsophagienne ne tient pas et cède après quelques jours, on tamponnera toujours la plaie intra et extrathoracique et on attendra que la plaie œsophagienne se ferme par bourgeonnement.

Après l'énumération et la description de ces affections, dans lesquelles les indications opératoires peuvent être précisées et systématisées jusqu'à un certain point, nous citerons encore d'autres affections qui sont aussi susceptibles d'interventions intramédiastinales plus ou moins semblables.

Ainsi, on pourrait intervenir :

Dans *les périœsophagites* de nature *traumatique, néoplasique, actinomycosique* qui peuvent se compliquer souvent de flegmons du médiastin postérieur.

Dans les plaies incomplètes ou complètes des parois œsophagiennes provoquées soit par des manœuvres chirurgicales pendant l'extraction ou la propulsion des corps étrangers, soit par les exercices imprudents des avaleurs de sabre, des fous, des enfants, etc.

Dans ces cas, le chirurgien doit intervenir le plus tôt possible après l'accident, s'il peut établir le diagnostic ; car autrement, la pénétration des matières septiques et alimentaires par la plaie, et l'infection périœsophagienne consécutive ne tarderont pas à se manifester.

L'intervention pratiquée à temps, la plaie œsophagienne sera traitée de la même manière que les plaies, faites par les chirurgiens, dans les œsophagotomies intrathoraciques, après la désinfection du champ opératoire péri et intraœsophagien.

Dans les corps étrangers intramédiastinaux, introduits de dehors en dedans (balles, morceaux d'armes, etc.) ou de dedans en dehors (aiguilles, épis de blé, petits fragments osseux ou métalliques), qui, arrêtés dans l'œsophage intrathoracique, dans l'extrémité inférieure de la trachée ou dans les bronches, peuvent perforer les parois de ces organes, passer dans le médiastin postérieur, et se compliquer souvent de suppurations intramédiastinales.

Quelquefois peuvent survenir des hémorragies plus ou moins graves, qui constituent des indications d'opérer de suite.

Dans les tumeurs du médiastin postérieur, et surtout dans celles développées dans le tissu cellulaire interstitiel comme dans les *kystes dermoïdes* et dans les *kystes hydatiques.*

Avec le perfectionnement de la technique opératoire, peut-être à l'avenir pourra-t-on intervenir aussi dans *les adénopathies intra-*

médiastinales strumeuses ou *d'autre nature*, qui, par leur dévelop-pement considérable, provoquent souvent des asphyxies immi-nentes.

Dans les corps étrangers arrêtés et fichés à l'intérieur des parois de la trachée intrathoracique et des bronches, et dont l'extraction par les voies naturelles ou par la trachéotomie antérieure est jugée comme impossible.

De FOREST WILLARDS (1) s'est livré dans ce but à des recherches expérimentales et ses bronchotomies pratiquées sur des chiens par la voie intramédiastinales bien qu'elle n'aient pas réussi, n'en sont pas moins intéressantes à connaître.

Voilà les conclusions de ses recherches :

« 1° Le collapsus du poumon, qui se produit à l'ouverture
« du thorax, quand le poumou n'est pas malade, est un danger,
« très sérieux, auquel s'ajoute le choc qui menace d'asphyxier
« immédiatement le sujet ;

« 2° La difficulté d'atteindre les bronches, *surtout du côté*
« *gauche*, est énorme ainsi que les risques d'hémorragie ;

« 3° Les incisions bronchiques produisent, après la ferme-
« ture des plaies, un pneumothorax avec ses dangers consécutifs ;

« 4° Les dangers de l'opération, à cause de la prostration du
« malade, doivent être très grands. Il est impossible en effet de
« travailler rapidement et avec précision, pendant que le pou-
« mon se rétracte de 2 centimètres et demi en long et en large
« dans les efforts occasionnés par l'asphyxie ;

« 5° Il est quelquefois possible d'atteindre les bronches, mais
« l'extraction des corps étrangers et la guérison consécutive est
« une chose encore problématique, et la solution de cette ques-
« tion réclame encore beaucoup de progrès dans la technique
« opératoire, à cause des organes les plus essentiels à la vie
« qui entourent les bronches. »

Malgré ces résultats expérimentaux défavorables, nous pensons avec l'auteur que peut-être, avec les perfectionnements de la

---

(1) DE FOREST WILLARDS. *Loc. cit*

technique opératoire, les bronchotomies intrathoraciques sur l'homme vivant seront plus heureuses quand les pénétrations intramédiastinales deviendront plus fréquentes :

Dans les abcès du poumon ;

Dans les kystes hydatiques du poumon ;

Dans les bronchiectasies ;

Dans les corps étrangers intrapulmonaires :

Dans la gangrène pulmonaire ;

Dans les gommes tuberculeuses cancéreuses, etc., des poumons.

Quand ces dernières affections seront logées du côté du médiastin postérieur ou dans les parties postérieures des deux poumons, nous croyons qu'elles seraient plus directement attaquées et extirpées par les voies intrathoraciques postérieures que par toute autre voie.

Les plaies opératoires auraient une position déclive, très favorable à leur drainage et par conséquent à l'écoulement des matières sécrétées dans leur intérieur.

D'après le siège de ces affections, on interviendra à différentes hauteurs et d'un côté ou de l'autre de la colonne vertébrale dorsale, *mais on n'oubliera jamais que le chemin est plus libre et moins périlleux du côté droit que du côté gauche et que ce côté sera préféré toutes les fois que cela sera possible.*

Nous ne pouvons pas entrer dans plus de détails sur les procédés, la technique et les indications opératoires de ces affections, que nous avons considérées *a priori* comme susceptibles d'interventions chirurgicales, n'ayant pas assez de preuves cliniques pour insister davantage sur l'opportunité des pénétrations intramédiastinales.

Il reste donc à la clinique à restreindre ou à élargir l'horizon de ces indications.

TABLE DES MATIÈRES

www.ingramcontent.com/pod-product-compliance
Ingram Content Group UK Ltd.
Pitfield, Milton Keynes, MK11 3LW, UK
UKHW022314070726
13614UKWH00002B/732